解剖学の歴史

坂井建雄

講談社学術文庫

はじめに

解剖学という分野に、わたしは何の違和感もなく携わっている。医学部の学生として人体解剖の実習をしたときにも、大学を卒業して臨床研修を受けずに解剖学教室に入ったときにも、わたしには何のこだわりも抵抗感もなかった。それ以来わたしは解剖学者として、普通の大学人であり、普通の職業人であると思っている。しかし医学部における解剖学の役割を知らない人たちに、わたしが大学で何をしているかを説明するのが、意外に難しいことだとも感じるようになってきた。

そもそも医学という分野は、数学や物理学や化学などとは、かなり肌合いがちがう。たしかに医学も、人体の構造やそこにみられる現象のなかに、さまざまな法則性を発見してきたが、かんたんに割り切ることのできない泥臭い部分を、どうにも切り捨てることができない。さらに解剖学ともなると、死体をメスとピンセットで解剖するという気味の悪さ、そして原始的だという印象が、つきまとう。

しかしそのような表面的な印象とは裏腹に、医学がそして解剖学が扱う人間の身体は、われわれのひとりひとりにとって、かけがえのない切実なものである。そして解剖学には、われわれが自然という対象にたいしてどのように立ち向かい、自然科学という知の体系を導きだすことができるかという、本質的な問題が集約されている。解剖学は、医学のなかのもっとも古い分野であるが、人体という自然を認識するという点で、生命的な自然にとりくむ自然科学の最前線に立っているのである。

近代的な解剖学は、一六世紀のヴェサリウスによってはじめられ、その後、さまざまな方向に発展し、いくつもの学問分野を派生させてきた。解剖学とその周辺の学問分野は、人体の構造についてさまざまな知識を獲得してきたし、現在でもその知識の目録に新しい項目を加えつづけている。

しかし解剖学を含め自然科学の真の役割は、たんに自然についての知識を増やすことにあるのではない。解剖学は、人体構造についての知識を与えるだけでなく、われわれが人体を理解するための枠組みをも提供してくれる。解剖学という枠組みなしで眺める人体は、無秩序な肉塊にすぎない。解剖学という眼鏡をとおすことにより、われわれは人体のなかに整然とした秩序をみいだすことができる。

本書では「自然誌」という視点から解剖学の歴史をたどっている。「自然誌」とは、無秩序な自然を整理し、秩序だって記載する営みである。この本では、自然のなかに秩序をつける自然誌という営みが、どのようなものか、解剖学という枠組みがどのように形成されてきたのか、さらにその枠組みは、人体を含む生命的な自然のもつ性質によって、あるいは物事を認識するわれわれの能力によって、どのように制約されているのか、そういったことを、できるかぎり深く掘り下げてみようと思った。

本書では、解剖学と医学を、いろいろな側面から眺めている。第一章と第二章では、近代医学の成立にあたって、解剖学はどのような役割を果たしたのか、また解剖学と生理学という兄弟の学問分野はどのような特徴によってわかれるかを問題にした。

第三章から第六章までは、生物の形態に解剖学者がどのような意味を与えるかという問題を軸に展開した。ラッセルの『動物の形態学と進化』は、動物形態学の歴史についての古典的な名著であるが、この本のなかでは、機能論、先験論、物質論という三つの立場が、形態学の歴史のなかに繰り返し現れるとのべられている。わたしは、この三つの立場を現代の視点から再検討するとともに、その背景を探ってみた。第三章と第四章では、機能論と先験論の対立をとりあげ、さらに比較解剖学と進化論の関係についても論じてみた。第五章では、物質論と顕微解剖学の関係をとりあげ、第六章では、これらの三つの形態学の立場が、生物界の階層性に基礎を置いていることを論じた。

第七章では、解剖学者がたえず気にかける形態と時間の関係について論じた。ここではとくに、個体発生と系統発生のイメージの重複の問題を考えてみた。最後の第八章では、解剖学者が直面する教育と研究という現在の問題をとりあげた。

わたしのとりあげた問題は、多岐にわたっているが、これらすべてを通じるのは、解剖学が、自然誌的な要素をきわめて濃密にかかえた学問分野であるということ、そして自然科学がもたらす成果だけではなく、自然そのものに目を向ける自然誌的な視点が、われわれ人間にとってまさに必要なことではないかという問い掛けである。

わたしが解剖学をめぐる問題について考えるようになったのは、東京大学に在職したあいだに、養老孟司教授とさまざまな問題について議論をしたことが、大きなきっかけになっている。しかし思いを巡らしてみれば、恩師や先輩、そして同僚など数多くの人たちから得たものが、さまざまの形でわたしの解剖学のなかに息づいているのを、感じることができる。とくに東京大学での恩師である中井準之助教授、そしてわたしの留学先のハイデルベルク大学のヴィルヘルム・クリッツ教授には、学問的にも人間的にも、大きな影響を与えてくれたことを深く感謝している。

本書は、東京大学出版会の浜尾悦子さんのあたたかい理解と熱烈な励ましがなければ、けっして書き上げることができなかったろう。教育、研究、教室の運営、そして大学や学会の雑用といった日常の業務に追われながら、執筆のための調べもの、思索、そして推敲の時間をみつけだすのは、思いのほかに大変なことだった。そのあいだ、家庭での時間をも犠牲にしながら執筆に没頭するわたしを、見守りかつ支えてくれた家族にも、心から感謝を捧げておきたい。

一九九三年八月、八王子にて

目次

解剖学の歴史

第一章　ヴェサリウスとハーヴィー——医学の基礎としての人体解剖学

1　現代医学の原点

先日、私の知人の脳に腫瘍ができた。下垂体という、脳の下面にある内分泌腺の腫瘍である。軽い頭痛と発熱があったので、風邪にかかったのだと思い、近くの病院で診てもらっていた。しばらくようすをみていたが、なかなか治らないし、頭痛がひどくなってきた。こんなことは、よくあることである。しかし知人の運がよかったのは、たまたまその病院がCT（コンピューター断層撮影）装置を備えていたことである。念のためにということで、CTで頭部を撮影したところ、下垂体の位置に塊がみつかった。その日の夕方に、頭痛が激しくなり、全身の状態が急に悪くなっていった。頭痛に気付いてからここまで、二週間ほどであった。

私の大学の脳外科に転院してきたときには、本人の意識はもうろうとし、全身の状態も非常に悪かった。視野も両側から狭くなっていた。下垂体の腫瘍のなかに出血がおこって急に周囲を圧迫した、いわゆる下垂体卒中だろうという診断であった。入院してからは、まず全身状態をたてなおす治療を進め、腫瘍の性質を知る検査をして、入院の一週間後に鼻からの手術により腫瘍を取り除いた。手術後に症状は劇的に改善した。回復するまでの患者と家族の苦悩は大きなものだったが、回復した喜びも計りしれない。現在ではすっかり元気になり、仕事にも復帰している。

医学は、ときにより驚くほどの治癒をもたらす。しかしそれは、人知をこえた魔法によるものではない。人体についての正確な理解と、つみ重ねられた技術を結集して、はじめて達成されるものである。

今回の場合も、治療に先立って、最新の画像診断法であるＣＴやＭＲＩ（核磁気共鳴映像法）を駆使して、頭蓋のなかの腫瘍の位置と形状、その性質までも正確に把握することができた。さらに血液の成分を分析し、ホルモンの濃度を調べて、全身状態が悪化した原因をつきとめた。そして腫瘍周囲とそこにまで至る経路の正確な解剖学的知識のもとに、一気呵成に病変部位に到達し、腫瘍だけをとりだしたのである。

しかし、現在の医学の力をもってしても、病気にたいしてつねに勝利をおさめられるわけではない。人知をつくし、最先端の診断法と治療法を総動員しても、どうにも診断をつけられない患者があり、根本的な治療法のない病気がいくつもある。そのことを、医師は痛いほどに熟知している。だからこそ、大学の医学部では、研究を行なっている。診断の精度を向上させ、新しい治療法を開発するためである。しかし人間の身体の複雑なこと、巧妙なこと、多様なこと、それは計りしれないほどである。

近代医学のはじまり

医師は、はじめから、人体についての正確な科学的知識をもとに病気を治療していたわけではない。人体についての知識が乏しい時代にも、医者という職業は成立していたのである。

古代ギリシアには、名医といわれるヒポクラテス（紀元前五―四世紀）がいる。彼は、養生によって自然治癒力を助長することを、治療の柱とした。彼の医術は、病気の経過についての観察をもとに、患者の状態がよくなる治療をみいだすという経験的なものであった。

東洋における医学も、同様に経験的なものである。漢方薬は、特定の病気の原因にたいし働きかけようというものではない。病気のさいに身体が示す症状を緩和させるものである。

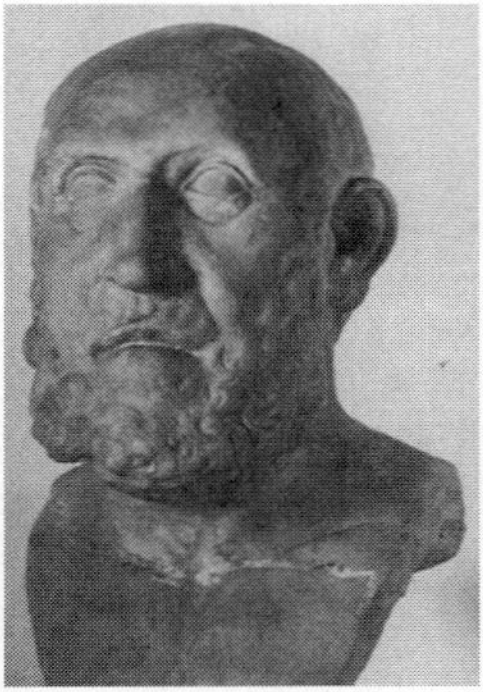

ヒポクラテスの胸像。バチカン、ムゼオ・キアラモンティ蔵

現代の医療は、古代や東洋の経験的な医療と決定的に異なる部分を含んでいる。現代の医療では、病気の原因を分析して、それを取り除くことにより、病気を治療しようとする

のである。経験的な医学をこえた分析的な医学は、いつごろどのようにして、成立したのであろうか。

分析的な現代医学は、人体の構造と機能を正確に理解することからはじまった。人体の正常な構造と機能を理解することなしには、病気の原因をみきわめることはできない。

人体をなにか不可思議な力が備わったものとみなす立場から、分析可能なものであるとみなす立場への転換、これこそが現代医学へとつながる医学の歴史の、第一歩であった。人体にたいする人間の態度のこの転換は、ヨーロッパのルネサンスとよばれる時代におこった。この時期に、自然現象をありのままに観察し、理解しようという態度が、医学にかぎらず自然科学の分野全体に芽生えたのである。

人体を分析的に眺めるという医学の思想革命は、解剖学からはじまった。医学者たちは、人体を実際に解剖し、人体の構造についての正確な知識を得ようとした。しかし、死んでいるとはいえ、人間の身体にメスを入れてその内容を観察するのには、勇気がいる。それは昔も今も変わらない。しかし医術が経験的に行なわれている時代、人体についての知識が医学をどれほどにかえてくれるかの見通しもない時代に、先人たちはなにを考えて人体解剖をはじめたのだろうか。

古代の経験的医術から現代の分析的医学への思想的転換の陰には、先人たちの多大の努力がある。そういった先人たちのなかで、とくに名前をあげるとすれば、ヴェサリウスとハーヴィーの二人であろう。彼らは、現代医学の基礎としての解剖学が成立する道のりにおける、まさに巨人である。

2　ヴェサリウスの『ファブリカ』

ヴェサリウスは、弱冠二八歳で『ファブリカ（人体の構造について）』（一五四三）という歴史的な大著を出版した。『ファブリカ』は、出版と同時に大きな反響をよんだ。それまでの医学・解剖学は、古代ローマの医師ガレノス（一二九―一九九）の学説により支配されていた。『ファブリカ』は、そのガレノス説を訂正する新所見を、あまりに多く含んでいたのである。進歩的な人たちからの熱狂的な歓迎もあったが、ガレノスの学説を信奉する保守的な解剖学者は、ヴェサリウスを激しく攻撃した。『ファブリカ』の出版によりヴェサリウスが異端審問にかけられるという噂も流れた。コペルニクスが『天球の回転について』で

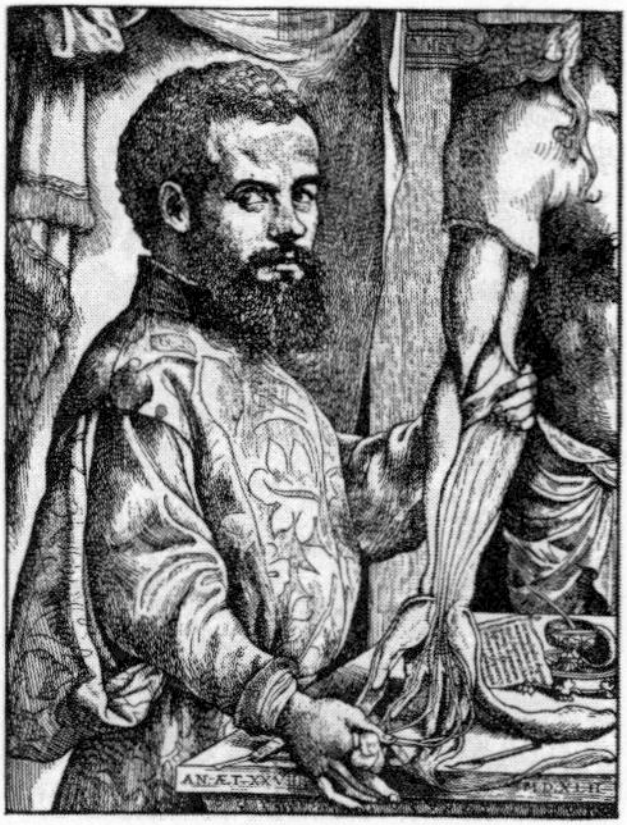

ヴェサリウスの肖像。『ファブリカ』より

地動説をとなえたのも、『ファブリカ』の出版と同じ一五四三年であった。
そういう賛否を交えた騒ぎをよそに、『ファブリカ』の第二版はほぼそのままの形で一五五五年に出版され、以後一七八二年までの間に少なくとも二五版が、ヨーロッパ各地で出版された。また同時代や後の時代の解剖学者や外科医の多くが、ヴェサリウスの図を模写したり剽窃したりしている。

ヴェサリウスの生涯

アンドレアス・ヴェサリウスは、一五一四年一二月三一日にベルギーの首都のブリュッセルで生まれた。祖先は代々医者という家系だが、父はハプスブルク家の皇帝カルル五世の宮廷薬剤師であった。少年時代のヴェサリウスについては、いつも動物を解剖ばかりしていたという逸話と、読書好きで、家の図書室で古い本を読みふけっていたという逸話が、残されている。

ヴェサリウスは、一五二八年に一四歳でルヴァン大学に入学し、ラテン語とギリシア語を学び、科学にかんする中世の書物を読みまくった。彼の入学したコレギウム・トリリングエは、ラテン語、ギリシア語、ヘブライ語という三つの古典語の教育をとおして、普遍的知識への道を開くのを学風とする学校であった。ガレノスをはじめとする古典への造詣の深さは、ルヴァン時代にその基礎を求めることができるだろう。

ヴェサリウスの医学の勉強は、一五三三年、一九歳のときに、パリではじまった。パリ大学は、北ヨーロッパでは最大の大学であったが、教育の内容は極端に保守的であった。解剖学もおもにガレノスなどの古典の講義に終始し、実地の解剖はまれにしか行なわれなかった。ヴェサリウスは、解剖実習を熱望したが、その要求を満たしてくれる教授はいなかった。ヴェサリウスは自分で勝手に動物の解剖をしたり、まれに行なわれる人体解剖には、自分で執刀をかってでて、たちまち腕をあげていった。また人骨の標本もなかったので、ヴェサリウスは仲間たちと一緒に、絞首台のあるモンフォコンの丘や、イノサンの墓地にたびたび忍び込んで、人骨を盗みだした。

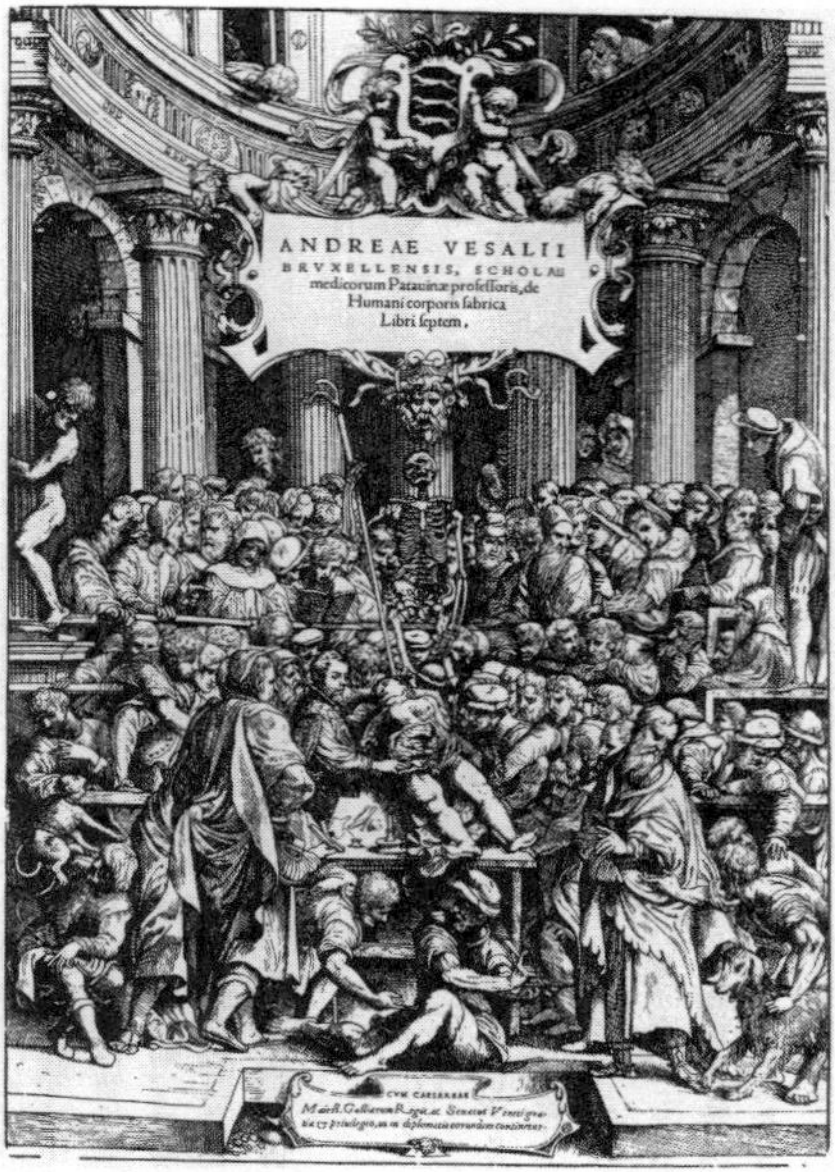

ヴェサリウスの『ファブリカ』の扉

　三年間パリで医学を学び、ルヴァンに戻ったが、解剖学と医学をさらに続けて勉強するのと、医学の学位を手に入れるために、ヴェサリウスはイタリアのパドヴァに向かった。ヴェサリウスは、一五三七年一二月五日にパドヴァ大学の医学部で試験を受け、抜群に優秀な成績で学位を受けた。そして教授たちの前で解剖を行ない、解剖学の教授に任命されてしまった。わずか二三歳のときであった。

パドヴァは、北イタリアにある人口二五万人ほどの中都市である。ポー川の周辺に広がる平野に位置し、ヴェニスにもほど近いところにある。一二二二年には、ボローニャの分校として大学がつくられている。ヴェサリウスの当時、ボローニャ、パドヴァ、ヴェニス、パヴィアなど北イタリアの諸都市では、大学で人体解剖が行なわれたり、解剖学書が出版されて、医学・解剖学の先進地域であった。ただしパドヴァは、そのなかでとくに傑出した大学というわけではなかった。医学校としての伝統では、ボローニャの方がはるかに輝かしい。しかしヴェサリウス以後、パドヴァは医学・解剖学の中心として名声を高めていく。半世紀ほど後にイギリスのハーヴィーが医学・解剖学の勉学のために留学したのも、パドヴァであった。

ヴェサリウスは、パドヴァの解剖学の教授に就任すると、自由に人体を解剖する許可と、死体を手にいれる便宜とを、ただちに大学当局から約束してもらい、解剖学の研究と教育に没頭することになる。彼は、大学での解剖を根本的に改革し、自ら手を下して解剖することをはじめた。『ファブリカ』は、このパドヴァ大学での五年間にわたるたゆまぬ研究の成果

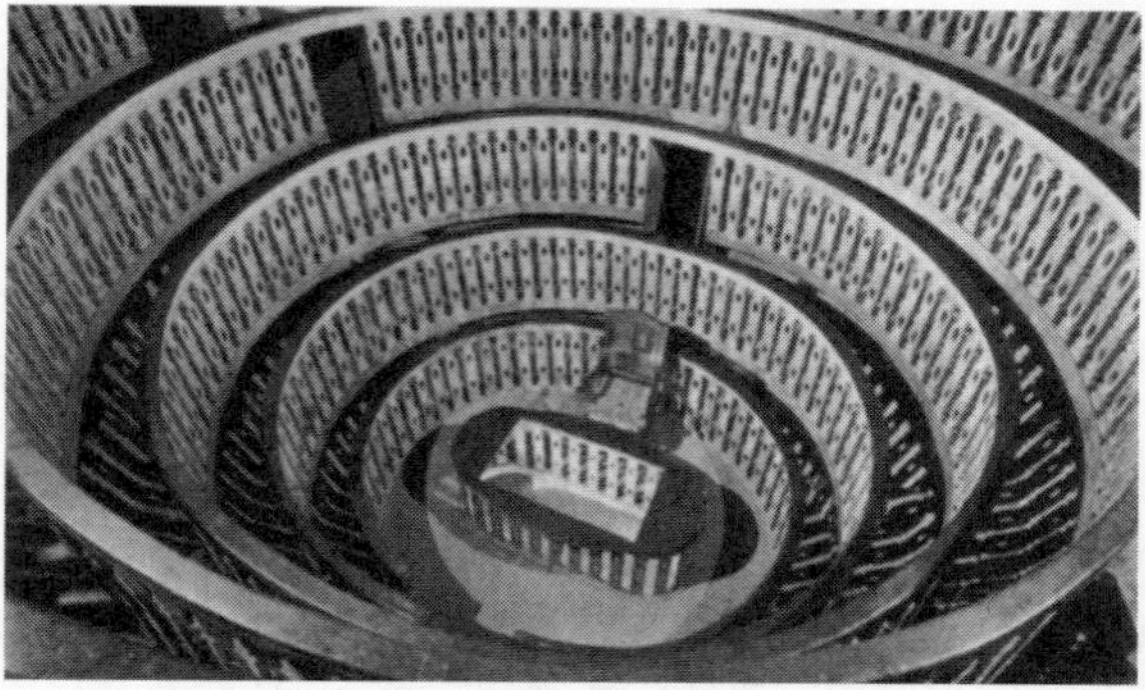

パドヴァ大学の解剖示説講義室。1594年にヴェサリウスの孫弟子のファブリキウスがつくったもの。中央の解剖台を周囲からみおろす形にできている

であった。

一五四三年に『ファブリカ』が出版されると、大きな反響をひきおこした。熱狂をもって迎える進歩派もいたが、保守的なガレノス信奉者からの反発も大きかった。パリ大学でのヴェサリウスの先生であるシルヴィウスや、パドヴァ大学の同僚のコロンボまでもが、ヴェサリウスを非難しはじめた。『ファブリカ』の成功にたいする嫉妬もあったのかもしれない。

こういった騒ぎの大きさに嫌気がさしたのか、ヴェサリウスは翌一五四四年にパドヴァ大学を辞職してしまった。その後彼は、ふたたび大学の職に復帰することはなかった。ハプスブルク家の皇帝カルル五世の侍医としてブリュッセルに住み、ついでその息子フェリペ二世の代になると、マドリッドに移って侍

医を続けた。一五六四年の四月に、ヴェサリウスはエルサレム巡礼のためにヴェニスを船出した。その後、イオニア海のザンテ島に、「ブリュッセルのアンドレアス・ヴェサリウスの墓、一五六四年一〇月一五日没、五〇歳」と記した墓がみつかった。ヴェサリウスの乗った船が難破して、島の人に葬られたのではないかと想像されている。

ヴェサリウス以前の解剖学

ヴェサリウス以前の解剖学者は、先人の学説を絶対的権威として尊重した。人体や動物を解剖することもあったが、人間や動物の身体から発見をするというよりも、むしろ権威ある説を確認し、それを覚えるための解剖であった。

ヴェサリウスのころまでの解剖学者たちにとって、絶対的な権威とは、二世紀のギリシアの医師ガレノスであった。しかしガレノスの伝統が、古代から中世まで連綿と続いていたわけではない。ガレノスの著作は、中世に入る前に、いったんヨーロッパ世界から忘れ去られてしまった。ガレノスをはじめとするギリシア医学の知識は、むしろアラビア世界に伝えられていた。ヨーロッパは、アラビア語をとおして、ギリシア医学に触れたのである。

一一世紀から一三世紀にかけて、ヨーロッパ各地で、アラビア語の医学書が、多数ラテン語に翻訳された。このなかの主なものは、イブン・スィーナ、ハリ・アッバース、ラーゼスらのものである。しかし解剖学にかんするかぎり、彼らの知識は独自なものではなく、もっぱらガレノスのアラビア語訳に依存していた。ガレノスの著作そのものも、一三世紀から一四世紀にかけて、一部がアラビア語からラテン語に翻訳されている。

一五世紀後半から一六世紀前半にかけて、ガレノスをはじめ、古代ギリシアの医学書が、アラビア語経由ではなく、ギリシア語から直接ラテン語に翻訳されるようになった。人文主義の時代である。ヴェサリウスの師のヨハネス・ギュンテルも、ギリシア学者で、ガレノスの解剖手技にかんする論文を含め、多くの書をラテン語訳している。こうしてヴェサリウスが活躍するまでに、ガレノス説はヨーロッパの医学者たちに十分にいきわたっていた。

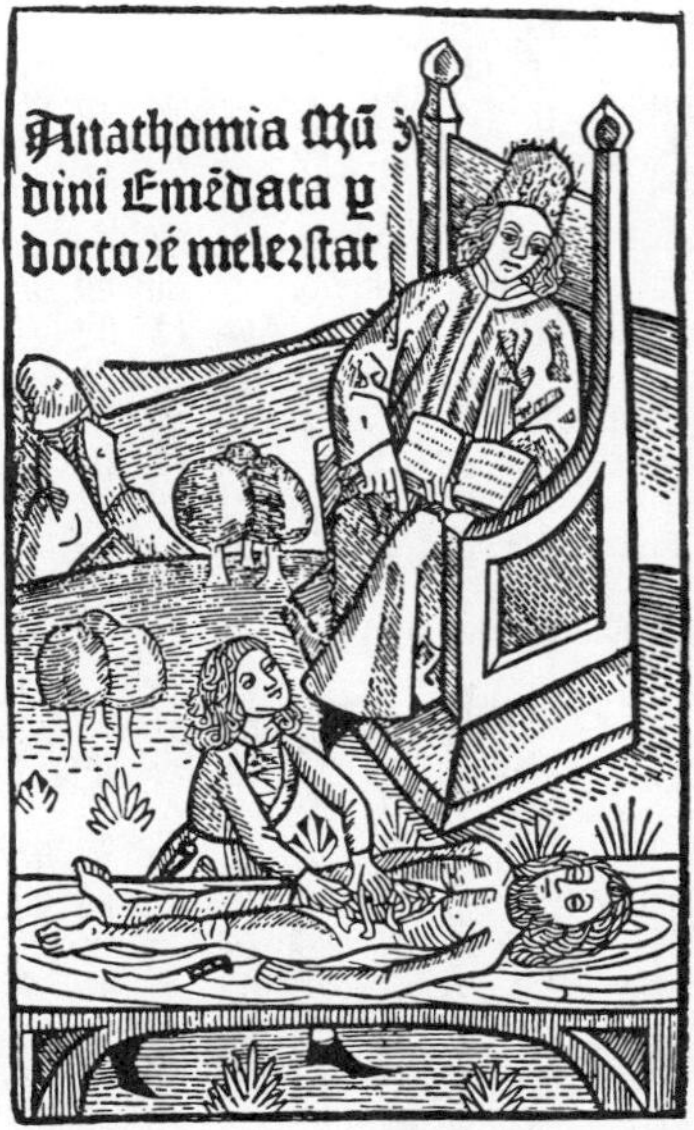

モンディーノの『解剖学』にみられる中世の人体解剖のようす。ヴェサリウス以前には、このように教授が離れたところから指示や解説を与え、実際の解剖は別の執刀者が行なうのが通例であった

中世のヨーロッパで人体を解剖することには、多くの困難がつきまとった。宗教的な問題もあった。心理的な抵抗感もあった。そして何よりも、人体解剖の必要性が実感されなかった。実際、解剖はまれにしか行なわれなかった。そのなかで、モンディーノ（一二七〇—一三二六）は、ボローニャの大学で教職につき、公開の場で人体解剖を行なったという点で、異彩を放っている。その解剖の経験をもとに書かれたモンディーノの『解剖学』（一三一六）は、ヴェサリウス以前の解剖学者に大きな影響を与えたが、ただしモンディーノの解剖そのものは、先人の書物の内容を確認するようなものであった。ヴェサリウスのころになっても、公式の死体の解剖は困難であったが、黙認された形で、ある程度の数が行なわれていたようだ。

一四五〇年ころに活字印刷が発明され、解剖学書をとりまく状況も大きく変わった。一五世紀末ころから一六世紀にかけて、ヨーロッパでは、数々の解剖学教科書が図入りで出版されている。その代表的なものとしては、ベレンガリオ・ダ・カルピによる『モンディーノ注解』（一五二一）および『小解剖学』（一五二二）、またシャルル・エティエンヌによる『人体部分解剖』（一五四五）、ジョバンニ・バティスタ・カナーノによる『人体筋肉解剖図』（一五四一）などがある。どの教科書にも、それなりの優れた点や新所見がある。

しかし『ファブリカ』は、それに先立つあるいは同時代の、数々の解剖学書に比べて、はるかに傑出している。ひとつには解剖図が美しく正確であること、もうひとつには本全体

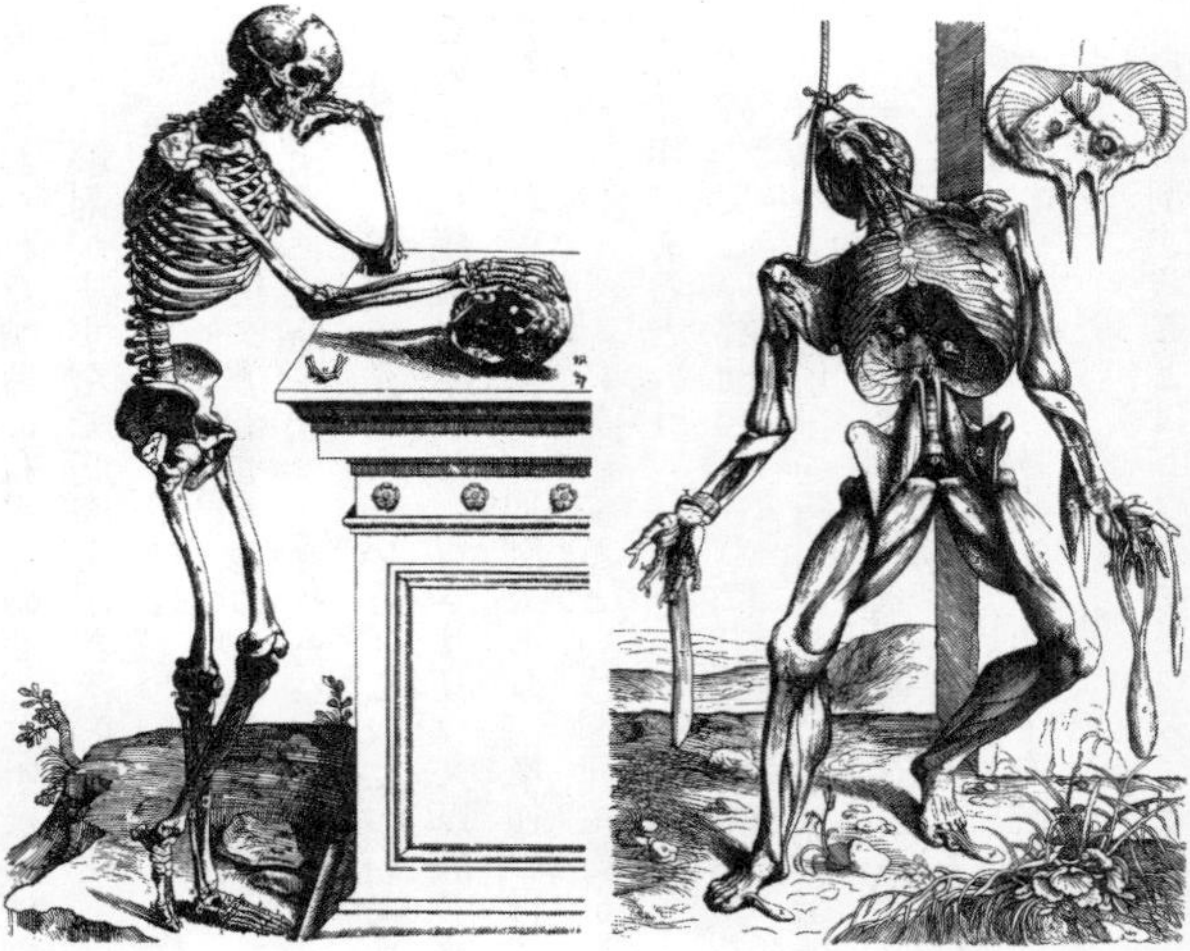

『ファブリカ』の骨格人と筋肉人

が、人体の構造を理解しやすいように構成されているからである。

『ファブリカ』の解剖図

『ファブリカ』の実物は、大型のフォリオ判（約二八×四二センチ）で、七〇〇ページにも及ぶ大著である。全七巻からなり、一は骨格、二は靭帯《じんたい》および筋肉、三は脈管、四は神経、五は内臓、六は心臓、七は脳および感覚器を取り扱っている。全編に、いきいきとした印象的な解剖図が添えられている。

『ファブリカ』の解剖図のなかでもっとも印象的なのは、風景のなかでポーズをとる骨格の人体や、筋肉の人体の図であろう。ある骨格人は机の上におかれた頭蓋に右手をのせ、左手は頬杖をついて、なにごとかを考えている。ある筋肉人は解剖がすすんで筋肉を削ぎ落とされ、もはや自分で立つことができず、ひもにかろうじてぶら下がっている。壁には、とりだされた横隔膜がかけてある。これらはまさに躍動する解剖体であり、解剖図のなかの絶品である。

このように生命を吹き込まれた全身の解剖図のほかに、『ファブリカ』は、骨格の個々の骨を描いた図も多数含んでいる。これについて養老孟司と布施英利は『解剖の時間』で、つぎのように指摘している。ヴェサリウス以前の解剖学者は、骨を骨格として、すなわち組み合わせた状態で描くのが通例であり、単独の骨に分解した状態で描くことはなかった。ヴェサリウスは、要素に分解するという還元主義をもちこんだというまさにこの点で、近代解剖学の始祖であるという。

正確で美しい解剖図をものにするために、ヴェサリウスは多数の人体を解剖した。彼は、自らメスをとって解剖を行ない、その所見を実地教授した。『ファブリカ』の扉の絵には、ヴェサリウスが台上の遺体を解剖をしながら、聴衆に説明しているようすが描かれている（一九ページ参照）。それはそれまでの解剖学者の習慣に反することであった。それ以前の人体解剖では、壇上の示説者がテキストを読みあげ、解剖台の執刀者が解剖を行なうのが通例であった。

自ら解剖することは、ヴェサリウスにとって、幼少時から身についた習慣でもあった。彼は、すでに少年時代から、動物の解剖に親しんでいた。パリ大学で解剖学を学んだときも、シルヴィウス教授に、人体解剖と解剖台での実地講義を要求し、悶着をおこしている。また人骨の標本を得るために、夜中に墓地に忍び込むこともした。

ヴェサリウスが、十分な数の人体解剖をできるようになったのは、二三歳でパドヴァ大学の解剖学教授に就任してからである。大学当局および当地の裁判所の理解により、研究のために解剖することが認められた。またそのための遺体の確保に便宜がはかられた。しかしその彼にとっても、実際に解剖する機会は、今日からみれば驚くほど少なかった。『ファブリカ』を準備する五年の間に、女性生殖器を解剖したのはわずかに六例であった。公開の場で示説をするための解剖で詳細な観察ができないとか、保存状態が悪いなどという制約があって、十分に所見のとれたのは、絞首刑を受けた女性ただ一体であった。

さらにヴェサリウスの時代に、遺体の十分な防腐処置ができなかったことも、注意しておく必要がある。アルコールが遺体の防腐に用いられるようになったのは、一七世紀後半のことであり、ホルマリンが用いられるのは、一九世紀おわりのことであった。今日のように何ヵ月にもわたって、遺体を精細に解剖し、所見を写真に残していくこともできなかった。遺体の数が制約されていたことや、遺体の保存技術の悪さを考えれば、ヴェサリウスがこれほどの解剖図譜をわずか五年間で完成しえたというのは、じつに驚くばかりである。

『ファブリカ』の解剖図を描いたのは、ヤン・ステーヴェン・ヴァン・カルカルという画家である。ヴェサリウスと同郷で、ティツィアーノの弟子であった。ヴェサリウスは、パリからパドヴァに移るさいに、ヴェニスに立ち寄っている。そのときにすでに、解剖図をこの画房に依頼することを、彼は考えていたのだろう。

ヴェサリウス自身も、際立った視覚的・芸術的なセンスをもっていた。彼の師であるギュンテルの『ガレノスによる解剖学体系』の一五三八年の改訂版は、ヴェサリウスの手になる最初の解剖学書である。この本は、内容的にはガレノス説の域をでていないが、その身体の働きと構造を視覚的に表現する彼の卓抜した能力が、すでに窺える。

『ファブリカ』の構成

ヴェサリウスの『ファブリカ』では、解剖図ばかりが話題にされがちであるが、『ファブリカ』の構成そのものも、注目に値する。『ファブリカ』では、内容がほぼ器官系ごとにまとめられている。骨格、筋肉、血管、神経、内臓、心臓、脳と感覚器、という配列である。これを今日の系統解剖学の一般的な区分と対比させてみよう。

現在の系統解剖学の区分		『ファブリカ』の区分
［運動器］	骨格系……	①骨格
	筋系………	②筋肉

［内　臓］消化器系
　　　　　呼吸器系
　　　　　泌尿器系　……⑤腹部内臓、⑥胸部内臓
　　　　　生殖器系
　　　　　内分泌系
［循環器］血管系……③血管
　　　　　リンパ管系
［神経系］中枢神経系……⑦脳
　　　　　末梢神経系……④神経
　　　　　感覚器……⑦感覚器

今日認められている主要な器官系は、『ファブリカ』のなかですでに扱われている。ただし内臓系については、その機能が十分に理解されていなかったようだ。現在では、消化器、呼吸器、泌尿器、生殖器をわけているところを、とくに区分せずに、腹部内臓と胸部内臓としてまとめている。またヴェサリウスはリンパ管と内分泌腺を知らなかったが、それも仕方がない。リンパ管は、血管系のバイパスで、毛細血管からしみでた液の一部を回収する経路であるが、そもそも血液が動脈と静脈をへてふたたび心臓に戻ること、すなわち血液が循環することすら、ヴェサリウスの時代には知られていなかった。血液循環の原理は、八五年後のハーヴィーによって、ようやく確立されたのである。内分泌腺は、血液中にホルモンを分泌して、身体のさまざまな機能を調節する。セクレチンという最初のホルモンが発見されたのは、じつに一九〇二年のことである。

ヴェサリウスの『ファブリカ』の器官系、そして今日の系統解剖学の器官系は、人体の構造をほぼ機能に沿って区分したものである。ヴェサリウスは、人体の各部の機能をガレノス説に沿って理解していた。そもそもガレノスの学説は、アリストテレスの流れを汲む目的論的なものである。動物の身体のあらゆる部分に、それぞれが貢献している目的をみいだすことができるし、その目的に完全に一致しているために、身体の構造はそれ以外の形をとりえないという。ガレノス説は、細部ではまちがいも多いが、考え方そのものは今日にも通用する。

ヴェサリウスは、自然に目を開くナチュラリストであった、と同時に、先人の言葉も傾聴する教養人でもあった。とくに語学に堪能であった。ギリシア語もこなし、またラテン語訳の書物をとおして、アラビア語やヘブライ語の古典にも造詣が深かった。そしてパリ時代に師事したギュンテルは、当時一流の教育者であり、最高の医学者にして人文学者であった。そういう影響を受けて、ヴェサリウスはガレノス説への理解を深めていた。ヴェサリウスの最初の解剖書も、ギュンテル著『ガレノスによる解剖学体系』の改訂版であった。

しかし『ファブリカ』にみられるような、人体の構造を器官系ごとにまとめるという系統解剖の構成は、当時の解剖学書ではめずらしいことであった。ヴェサリウスに相前後して、実際の解剖所見をもとにした図入りの解剖学書が、いくつも出版されているが、これらの多くは、解剖している状態を図解する、局所解剖の構成をとっていた。系統解剖と局所解剖の配列は、それぞれに長所と短所がある。しかし、人体についての全体像を見通しよく与えるという点では、系統解剖の配列の方がはるかに勝っている。

3　ハーヴィーと血液循環の原理

ヴェサリウスの『ファブリカ』から八五年後、ウィリアム・ハーヴィーは、『心臓と血液の運動（動物の心臓ならびに血液の運動に関する解剖学的研究）』（一六二八）を出版し、血液循環説を主張した。血液が心臓から拍出され、全身を循環したのちにふたたび心臓に戻るというものである。この説は、ガレノス以来の生気説に基づく血管系の理解を、全面的に否定し、書きかえるものであった。

『心臓と血液の運動』にたいし、もはや宗教的な弾圧はおこらなかったが、学界からの反応は、賛否入り乱れた騒然たるものであった。この書は、他人の反論や手紙を付け加えた形で、一六三五年、一六三九年、一六四三年等々とつぎつぎに再版されている。ハーヴィー自身は、パリのリオランの著述にたいする返事としての小冊子を一六四九年に出版したり、またいくつかの手紙を残している。しかし血液循環についての研究をさらに発展させる著述は残していない。

ハーヴィーの生涯

ウィリアム・ハーヴィーは、一五七八年四月一日、イギリスのフォークストーンに生まれた。父親は、事業家として財をなした人物で、男七人、女二人の兄弟の長男であった。男兄弟六人のうち、五人はトルコとの貿易関係の商人であった。

ハーヴィーは、一五八八年に、一〇歳でカンタベリーのキングズ・スクールに入学し、一六歳でそこを卒業した。ハーヴィーは、一五九三年にケンブリッジのカイウス・カレッジに入学し、そこで医学を学んだ。このカレッジは、パドヴァ大学に留学しヴェサリウスとも交流のあったジョン・カイウス（一五一〇―七三）がかつて校長をしており、イギリスにおける医学・解剖学の中心であった。しかし解剖学の教育内容は旧態依然たるもので、ガレノスなどの学説の講義が中心で、実地の解剖はあまり行なわれなかったようだ。

ケンブリッジでの四年間の学業を終えたハーヴィーは、一五九九年、二〇歳のときに、パドヴァ大学に留学した。そのころのパドヴァには、ヴェサリウスのあとでもっとも偉大な解剖学者であるヒエロニムス・ファブリキウス（一五三七―一六一九）がいて、医学・解剖学の中心であった。ハーヴィーは、ファブリキウスから大きな影響を受けている。ハーヴィーがその生涯にした二つの研究は、血液循環にかんするものと、発生にかんするものであり、そのどちらも、ファブリキウスの研究をふまえ、それを発展させたものである。

ハーヴィーは一六〇三年、二五歳のときにイギリスに戻り、その後は主に臨床医として活躍した。一六〇四年に、ケンブリッジ大学で医学博士の学位をとり、さらにロンドンの有名な医師ブラウン博士の娘と結婚した。一六〇七年には、医学会員に選ばれ、聖バーソロミュー病院の主任医に任命された。臨床医として、着実な出世である。さらに一六一八年にはジェームズ王の特命医師に任命され、一六三一年にはチャールズ一世の侍医となっている。

ハーヴィーは、そのような臨床医としての診療のかたわら、多数の観察や実験を重ねた。ハーヴィーは、一六二八年に『心臓と血液の運動』を出版するはるか以前から、血液が循環することを確信していたらしい。ロンドンの王室医科大学で、一六一五年と一六一六年に解剖学の講義を行なっているが、その講義ノートには、血液循環説の概略を、はっきりとのべている。ハーヴィーは自説を公表するのに慎重で、同僚や先輩からの反応をみきわめながら、ようやく著書の出版を決断した。

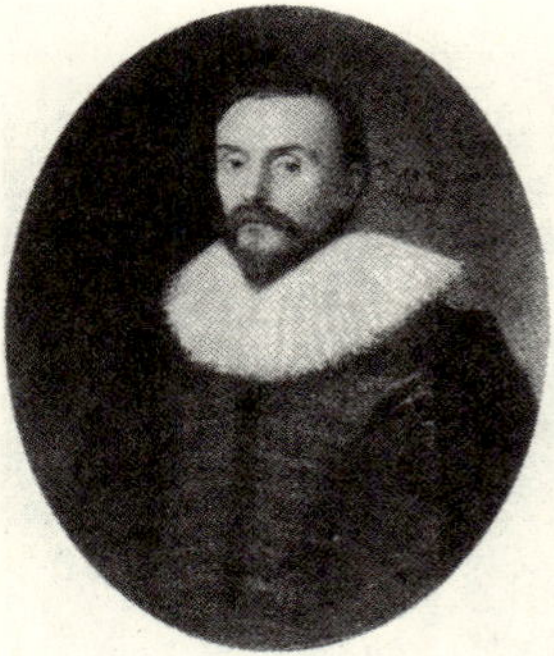
ハーヴィーの肖像

その後のハーヴィーは、解剖学・生理学の研究者としての著作をほとんど残していない。まとまった

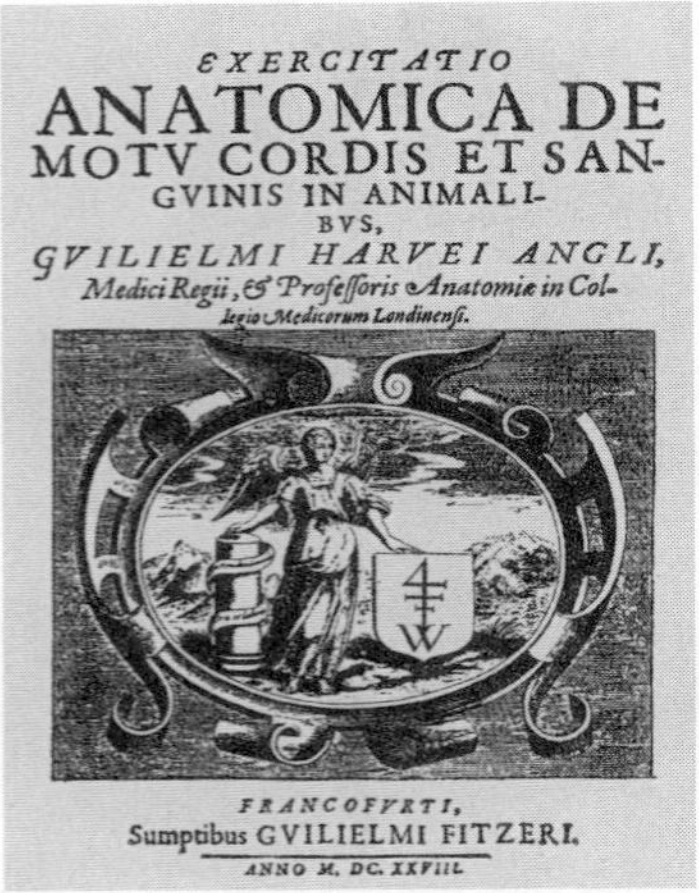
EXERCITATIO
ANATOMICA DE
MOTV CORDIS ET SAN-
GVINIS IN ANIMALI-
BVS,
GVILIELMI HARVEI ANGLI,
Medici Regii, & Professoris Anatomiæ in Col-
legio Medicorum Londinensi.

FRANCOFVRTI,
Sumptibus GVILIELMI FITZERI.
ANNO M. DC. XXVIII.

ハーヴィーの『心臓と血液の運動』の扉

著書としては、『動物の発生』（一六五一）があるだけである。こちらの方は、理論の展開というよりも、発生にかんする膨大かつ精細な観察の集大成であり、結論のない事実の集積である。

　ハーヴィーの時代は、三〇年戦争で大陸が荒廃の地と化し、イギリスは国王と議会の対立で揺れ動いていた。そんななか一六四二年に、ロンドンの彼の住居が、暴動のために破壊され、家財とともに、彼の原稿や手記、研究の資料も、ほとんど失われてしまった。翌一六四三年に、チャールズ王の招請によりオックスフォードのメルトン大学の学長に任命され、ロンドンを離れる。しかし一六四五年にオックスフォードが議会側の手に落ちて、ハーヴィーはロンドンに戻ることを余儀なくされる。六七歳のときであった。『動物の発生』を出版したのは、この時期である。

　晩年のハーヴィーの生活は寂しいものだった。妻に先立たれ、子どもはなかった。一六五七年六月三日に、ハーヴィーは亡くなった。臨終をみとったのは、友人のオーブレイであった。死因は脳溢血であった。遺体はヘムステッドの教会に送られ、そこの洞窟の下に納められた。その壁にはハーヴィーの記念像がかかっている。

ハーヴィー以前の学説

『心臓と血液の運動』で、ハーヴィーが立ち向かったのは、古代ローマ時代の医師のプリンス、ガレノスの生理学説であった。ガレノスの生理学説は、今日ではもはや実用的な価値はないが、それなりに解剖学的な知見を踏まえたものであった。

ガレノスは、生命の根源として三つの生気を考えた。「自然生気」、「生命生気」、「動物生気」である。これら三つの生気は、それぞれ静脈、動脈、神経をとおって、全身にいきわたる。

まず消化管で吸収された栄養分が肝臓に送られ、そこで静脈血に仕あげられると同時に、生命あるものすべてに備わる「自然生気」を吹き込まれる。「自然生気」を含んだ静脈血は、右心室で不純物を分離して肺に送られ、そこで空気中に排出される。不純物をのぞかれた静脈血は、静脈系のなかを潮の干満のようにいききしつつ、全身に分配される。

静脈血は、心室中隔に開いた微細な孔をとおって右心室から左心室にしたたりでる。広い世界にある生気は、呼吸作用により肺にとりこまれ、肺静脈をとおって左心室に送られる。この生気は、左心室にしたたりでてきた血液と出会って「生命生気」に転換し、動脈血とと

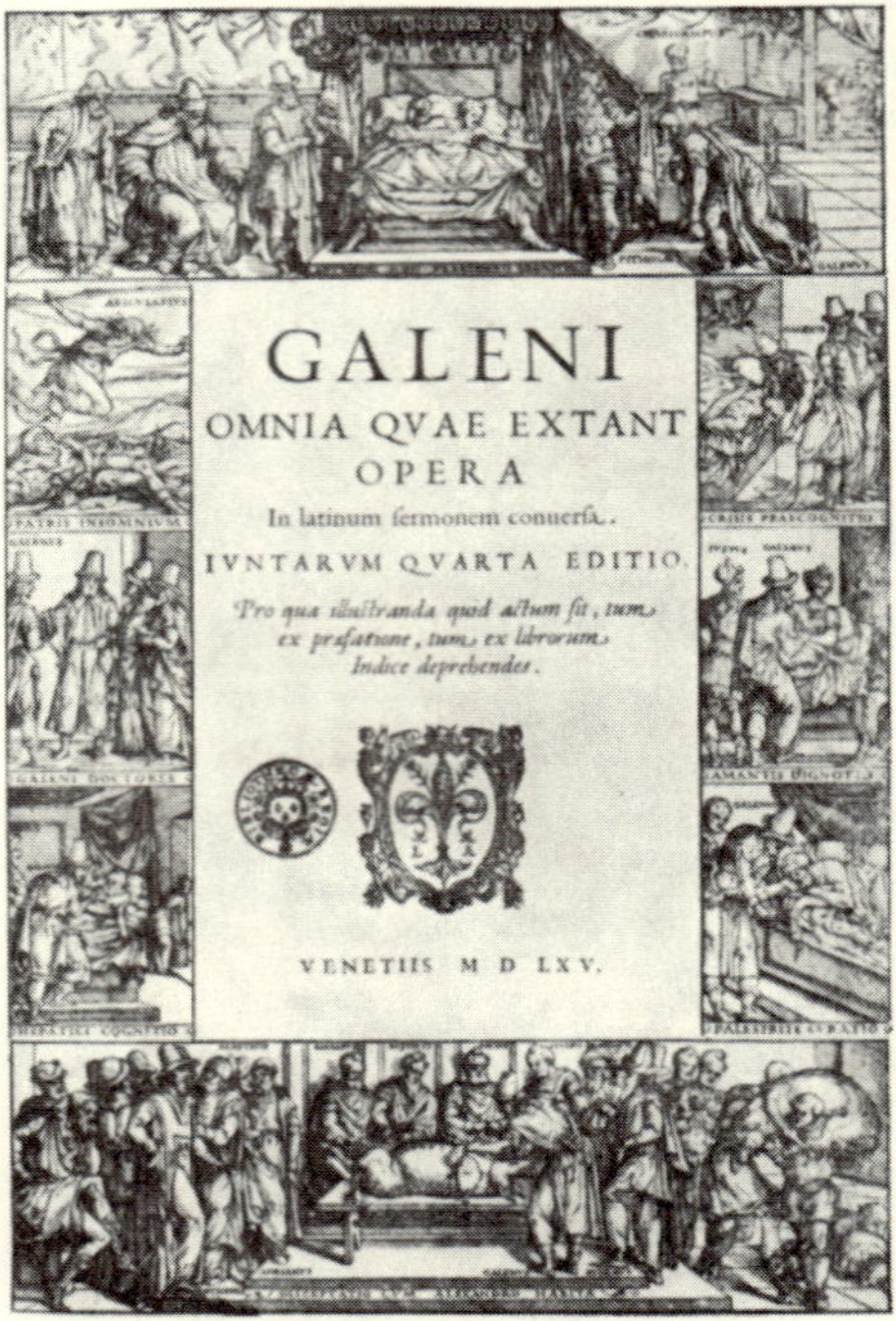

1565年に刊行された『ガレノス著作集』の扉

もに全身にいきわたる。

頭部に向かう動脈の一部が脳底の怪網という血管に達し、そこで「動物生気」をつくりだす。脳から全身に向かう神経は中空であり、「動物生気」はこの神経をとおって、全身にいきわたることにより、運動や感覚となるのである。さらに純化された「動物生気」は、粘液となり、頭蓋底の篩骨《しこつ》の孔をとおって口や鼻腔に分泌される。

ガレノスの三つの生気の説は、血液が循環するという今日の常識からみれば、とるに足らないものである。心室中隔の微細な孔や、中空の神経、脳底の怪網は、ヴェサリウスの時代まで探し続けられたが、けっしてみつかることはなかった。解剖学的にも未確認の前提に基づいており、実験的な根拠のない思弁的なものであった。しかし脊髄損傷による運動と感覚の障害や、喉頭の神経と発声の関係などについては、ガレノスは卓越した実験を行なっている。

しかしガレノスの三生気の説は、近代に至るまで、西洋の身体観を支配した。一七世紀の高名な哲学者デカルト（一五九六―一六五〇）にも、ガレノス説の影響が認められる。ハーヴィーが『心臓と血液の運動』を発表したのは、ヴェサリウスがガレノス説を否定する解剖所見を多数発見し、『ファブリカ』のなかで発表してから八五年も経ってからであった。しかしそのころにも、ガレノス説は根強く残っていた。ハーヴィーは、どのような所見をもとに、どのように議論を組み立てて、血液循環説を主張したのだろうか。

『心臓と血液の運動』の論理

血液循環説を主張するために、ハーヴィーは、きわめて慎重に議論を展開した。彼はまず、国王への献辞と同学者への挨拶をのべる。それに続いて、心臓および動脈の運動と作用について、これまでの多数の著作にみられる見解が不十分であることを、長々と論じる。ついで心臓の運動があまりにすみやかで、それを生体で観察するのがきわめて困難であることを認める。そうしてようやく、ハーヴィーは本論に入った。

ハーヴィーはまず、心臓と動脈の運動を観察して、心臓がポンプの働きをもつことを論証する。ハーヴィーの観察は、じつに精緻なものであった。心房が収縮して、心室に血液を送って満たし、心室が収縮して、肺動脈と大動脈に血液を送りだし、全身にいきわたらせる。さらに弁の存在によって、血液は肺動脈や大動脈から心室に逆流することがない。彼はさらに、心臓が収縮のさいに固くなること、心臓収縮のさいに動脈が拡張すること、動脈に穿刺すると、心臓の収縮時に血液が噴出すること、心房の収縮に続いて心室が収縮すること、などを記述する。ハーヴィーの描写は、まるで実際の心臓を目の前にしているかのように生き生きとしている。

ハーヴィーのつぎの論点は、血液は、右心室から肺をとおって左心室に抜けるということである。胎児では、卵円孔と動脈管の二つの短絡路によって、静脈の血液が肺をとおらずに動脈に抜けるが、成人では、この短絡路は完全に閉じている。肺は多孔質で、肝臓や腎臓に比べて血液を通過させやすい。右心室から押しだされた血液は、弁のために逆流できないのだから、肺静脈をとおって左心室に流れるしかない。静脈血が心室中隔に開いた微細な孔をとおって右心室から左心室にしたたりでるというガレノス説を、否定する議論になっている。

さらにハーヴィーは、心臓や血管の大きさから輸送される血液量を推定し、それにより、血液が循環するにちがいないと論じる。心室の容量（二オンス）×一時間の心拍数（七二×六〇）＝八六四〇オンス（体重の三倍）が、一時間ごとに心臓から拍出される。これだけの量の血液が動脈から静脈に循環せずに、摂取した食物からつくられると考えるのは無理である。この定量的な議論こそが、血液循環を論証するのに決定的なものであった。

ハーヴィーは最後に、腕の皮下の静脈で、血液循環を証明するための実験を行なう。皮下の静脈を押え、血液が静脈弁をこえて逆流しないことを示し、静脈が絶えず血液を心臓に送り返すと論じる。

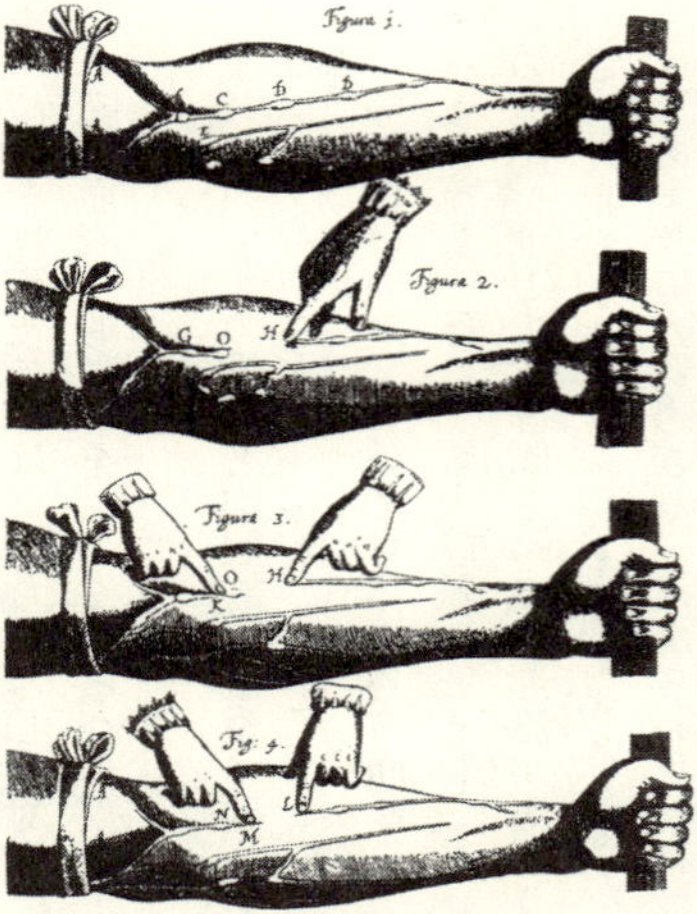
ハーヴィーの『心臓と血液の運動』の挿絵。前腕の静脈が、手から肘の方に血液を運ぶことを示す実験の説明図

ハーヴィーの『心臓と血液の運動』には、図がきわめて少ない。静脈弁の実験のための一連の図が用いられているだけである。ハーヴィーは、解剖図を描くかわりに、議論を巧妙に組み立てることによって、血液循環を論証した。ヴェサリウスの『ファブリカ』が、多数の解剖図を提示しなが

ら、説明を控えたのとは、いちじるしい対照である。
『心臓と血液の運動』を締めくくるハーヴィーの結論を、味わってみよう。

すべての前記の推論と肉眼的な観察で確かめられたのは、血液は心室の拍動によって、肺および心臓を通過し、全身に送りだされることである。そこで筋肉のなかの小孔をとおって静脈にはいり、ついで身体の各方面から、末端から中心の方へ、細い静脈から太い静脈へと還流し、そこから大静脈に、そして右心耳に達する。そして、一方では動脈によっての流出、他方では静脈をへての還流があまりに大量で、しかも強いために、とうてい摂取された食物からではこれを補給することが不可能であり、（たんなる栄養の目的だけには）あまりに大量過ぎる。だからわれわれはつぎのように結論せねばならない。すなわち生物体内では、血液は循環しており、不断の運動をしている。そしてこれこそは、心臓がその拍動によってもたらす活動ないし機能である。要するに、心臓の運動および鼓動こそ、唯一無二の血液循環の原因である。（坂井建雄訳）

ハーヴィーの血液循環の原理によって、人体の働きも機械と同様に理解されることになった。これ以後、人体の構造や機能がひとつずつあきらかにされ、物理や化学の言葉で説明されるようになっていく。その人体の秘密を解きあかす営みは、現在もなお続けられている。

第二章　解剖学と生理学——人体についての自然誌と自然哲学

1　自然誌と自然哲学

ヴェサリウスとハーヴィーは、ガレノス説による呪縛から医学を解き離して、近代医学の基礎を築いた。たしかに今日からみて、ガレノスの学説にはあきらかな誤りがいくつもあった。しかし二人の業績は、古い誤った学説を正したというだけのものではない。自然そのものを自分の眼で率直に観察し、自分の頭で論理的に考えるということ、すなわち科学としての医学が、二人によって始められたのである。これこそが、ヴェサリウスとハーヴィーの真の業績であった。

しかしここで、ヴェサリウスの仕事とハーヴィーの仕事の性格のちがいに、注意を向けておいたほうがよいだろう。ヴェサリウスは、人体の各部を正確に描写し、人体を構成するさまざまな構造を要素に分解して、人知の世界に取り込もうとした。その仕事は、まさに人体についての自然誌そのものである。これにたいしハーヴィーは、人体の機能も、自然を支配するのと同じ摂理にしたがうことを示そうとした。その仕事は、自然哲学の模範例とみなすことができる。

生命科学における自然誌と自然哲学

自然誌《ナチュラル・ヒストリー》と自然哲学《ナチュラル・フィロソフィー》は、人類が自然を学問的に探求するさいにとる二つの態度である。自然誌は、自然界にある事物をひたすら記載しようとし、自然哲学は、自然界を支配する法則性を解明しようとする。

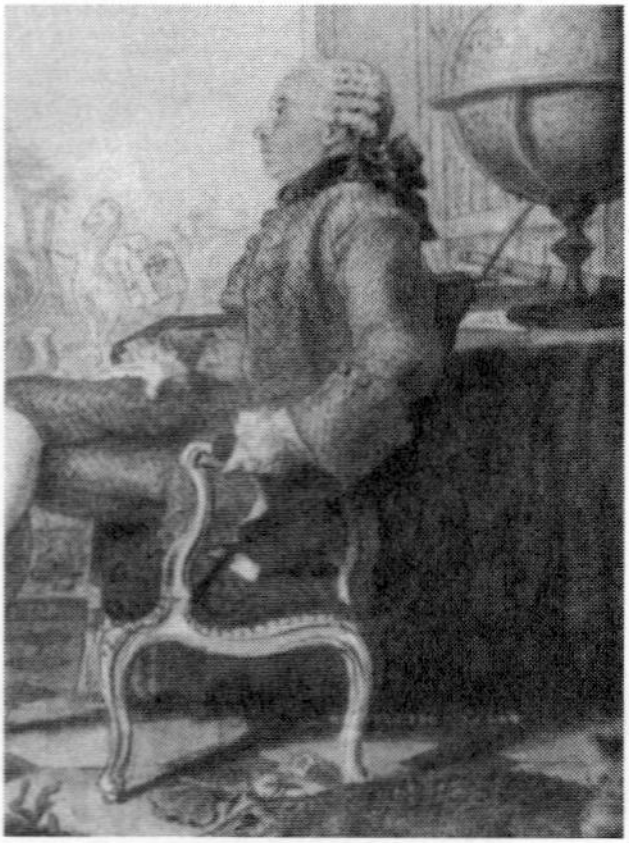

ビュフォンの肖像

われわれは、生命という対象にであったときに、まずそこになにがあるかを調べようとする。まず自然誌がはじまるのである。われわれの対象となる生命がどのようなものであるかのみきわめがついたときに、ようやく対象を支配する法則を調べることができる。生命という複雑多様な事象については、自然誌の向う側に、ようやく自然哲学がはじまるのである。

自然誌といえば、フランスのビュフォン（一七〇七―八八）や、ドイツのアレクサンダー・フォン・フンボルト（一七六九―一八五九）が有名である。ビュフォンが一七四九年から五〇年以上をかけて出版した、全四四巻の『一般と個別の博物誌』は、当時の博物学の集大成で、美しい多数の図版により大きな反響をまきおこした。フンボルトは、一七九九―一八〇四年の南北アメリカ旅行、一八二九年の中央アジア旅行などで、地理学上の新知見を数多くもたらした。イギリスのチャールズ・ダーウィン（一八〇九—八二）も本来は博物学者であり、ビーグル号での航海で数多くの博物学的な記録を残している。

こうして一八世紀から一九世紀にかけて自然誌的な発見が多数なされ、その後に、自然界についての法則性を論じるさまざまな科学が成立した。ビュフォンの博物学は、つぎの時代のキュヴィエによる動物学、ジョフロアの比較解剖学の礎となった。フンボルトは自らの知見をもとにして、近代地理学を建設した。そしてダーウィンは、『種の起原』を著して進化論を提唱したのである。

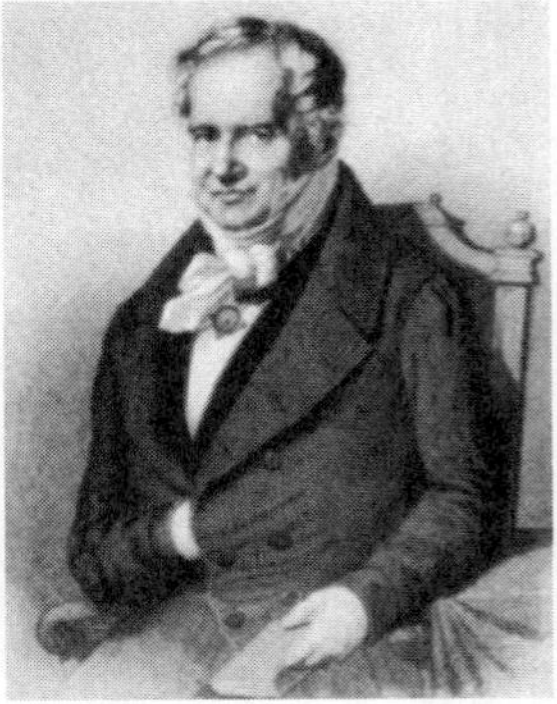
フンボルトの肖像

自然誌が対象とするものは、ふつう、地球上の自然、われわれの外にある自然、と考えられる。しかしわれわれの身体も、じつは自然そのもの、うちなる小宇宙なのである。この人体についての探求も、まず自然誌からはじまり、法則を解明する営みは、その後に続いたのである。ヴェサリウスによる人体構造の記載は、人体についての自然誌であり、血液循環の原理という法則は、ようやくその八五年後にハーヴィーによって解明されたのである。

思想としての自然哲学そのものは、さかのぼれば古代ギリシアの哲学者たちからみられる。彼らの多くは、自然界のなかでもっとも本質的なものはなにかと考えた。タレス、アナクシマンドロス、アナクシメネスといったミレトス学派は、原本質《アルケー》というものを考えた。ピタゴラス学派は数学的な原理を、エンペドクレスは四元素を、そしてレウキッポスやデモクリトスたちは原子《アトム》を、それぞれもっとも本質的なものであると考えた。これらの思想は、きわめて素朴な形の自然哲学である。しかし自然界のなかに本質的な要素を探し求める自然哲学が、自然科学の成立に大きな役割をはたすのは、ずっとのちのことである。コペルニクス、ケプラーからガリレイをへて、ニュートンによって集大成された数学的物理学を中心とする自然哲学がそれである。これによって、自然を擬人的なものとして扱う世界像が克服され、自然が合理的な法則によって支配されているという信頼、すなわち力学的な世界観が生まれたのである。

自然誌と自然哲学というのは、人間が生命的な自然にたいしてとりうる二つの態度の形式であり、相補うものである。たしかに物理学や化学といった単純な無機的な対象を扱う場合には、もはや自然誌の役割はない。しかし生命や宇宙といった複雑な系を扱う場合には、自然誌なくして科学は成立しない。ただし自然哲学が希求する法則性なしでは、自然誌はたんなる目録にすぎない。現代の科学で複雑な自然現象を扱うものは、ことごとく自然誌と自然哲学の子どもなのである。

自然誌の役割

学問としての自然誌は、すでに役割を終えて、過去のものになってしまったのだろうか。自然のなかに、自然誌が発見すべき新しい事物は、もはやなくなってしまったのだろうか。いや、そうではない。たとえば人体を例にとっても、その複雑なこと、多様なことは、人間の知恵をはるかにこえている。人体の各部につけられた解剖学用語だけで、ほぼ七〇〇〇ほどもある。この七〇〇〇もの部分の大きさや形、位置関係などについて、解剖学は膨大な知識をつみ重ねてきたし、日々知見を増やし続けている。しかしわれわれがこれまでに知り得たことは、人体にふくまれる事実のごくわずかな部分にしかすぎない。その知見はこれからも増え続けていくだろうが、それがどこまで増えたところで、人体についてわれわれがすべてを知りえたという状態からは、ほど遠いものに留まるだろう。

人体を含め自然のなかに新たに発見されたものひとつひとつが、科学に新しい研究の対象を提供していく。科学が究明した新しい法則は、自然誌の発見した事物に意味を与え、さらに自然誌が新しい発見をすべき場所をさし示してくれる。自然誌的な発見がされなければ、科学は、すでに知られている要素の組み合わせの数を増やすことしかできない。それはいずれいきづまりになってしまう。

自然誌が膨大な新発見によって人びとの目を驚かせた時代は、すでに過去のものである。

しかし自然のなかに新しい事物を発見する自然誌的な営みは、今日もなお、絶えることなく続いているのである。そして人体についての学問、すなわち医学のさまざまな分野のなかでも、解剖学は、そのような自然誌的な発見の要素を、もっとも濃密に抱えた分野である。これにたいし生理学は、解剖学の兄弟でありながら、自然哲学的な法則解明の要素が濃密な分野である。

ヴェサリウスとハーヴィーの仕事は、解剖学と生理学の範囲に含めることができる。当時、解剖学と生理学は一体の学問であり、とくに区別がなかった。構造と機能を含めた人体の全体が、研究の対象だったのである。しかし時代が進み、一九世紀ごろになると、解剖学と生理学は別個の学問分野として意識的に区別されるようになる。現在では、両者はまったく別の学問分野となっている。解剖学と生理学は、いかなる理由でたもとを分かつことになったのだろうか。

2　解剖学と生理学

解剖学と生理学の分離

解剖学と生理学の区別を、研究対象のちがいによるものと考えることもできるだろう。たとえばドイツの解剖学者ゲーゲンバウルは、『比較解剖学提要』（一八七〇）のなかで、解剖学と生理学の特徴を、つぎのようにのべている。

動物体ないしその諸部分の機能の研究、これらの機能を要素過程に分解して、一般的法則により説明することが、生理学の課題である。これらの機能の物質的な基盤、つまり身体およびその諸部分の形態現象の研究、ならびにこの形態現象の説明が、形態学の課題となるのである。

さらに現在の医学者であれば、解剖学と生理学の研究方法のちがいをあげるかもしれない。解剖学では、メスやピンセットという解剖をするための道具からはじまって、光学顕微鏡や電子顕微鏡、さらにその標本作成機器がおもな研究装置になる。これらの機器を使って、解剖学者はさまざまな写真をとり、それによって人体の構造を提示する。生理学では、人体の機能をあらわすさまざまなパラメータを測定する機器を用いる。いろいろな実験条件下で、電流の大きさや物質の濃度などを測定して、個体や細胞の活動を示すデータを提供するのである。

しかし解剖学と生理学の区別には、たんなる研究対象のちがい、あるいは研究技術のちがい以上の、もっと深いものがあるように思われる。解剖学者が自然を扱う態度は、生理学者の態度と、しばしば大きく異なる。本来は、人体の構造と機能という不可分のものを探求す

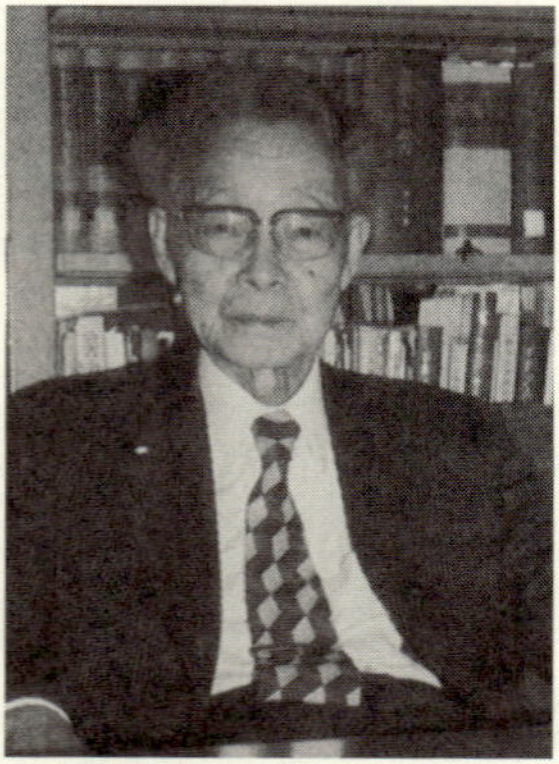
小川鼎三の肖像

る研究者であるのに、ときにはこの態度のちがいが、両者のあいだに深刻な対立をもたらすこともある。いったい、解剖学者と生理学者のものの見方は、どのように異なるのだろうか。

解剖学者の態度と生理学者の態度

日本という国の特質が、日本のなかからみるよりも、外国から眺めたほうがよくみえてくるように、解剖学や生理学がどのような学問であるかも、一歩外に踏みだして向う側から眺めると、よくみえてくる。生理学者から解剖学がどうみえるかについて、日本を代表する神経生理学者、伊藤正男（一九二八—二〇一八）は、一九八九年に東京大学を定年退官した折の最終講義のなかで、つぎのようにのべている。「私の持論ですが、生理学は物事を整理・説明する学問です。その点が解剖学と非常に異なる点です。——（中略）——解剖学はいろいろな事実を記載してくれるのですが、なぜそのようになっているか一言もいいません。小川（鼎三）先生に『どうしてですか』とお聞きしますと、先生は口癖のようにおっしゃいました。『解剖学は語らず』と。」小川鼎三（一九〇一—八四）は、日本の神経解剖学を建設し、一九六二年に東京大学医学部を定年退官した解剖学者である。

解剖学者である私自身も、何人かの生理学者や生化学者の友人たちと、彼らの実験室で一緒に仕事をしたり、議論をしたり、またその分野の論文を読んだりして、生物現象にたいする彼我の態度の相違を、強く感じさせられたことがある。われわれ解剖学者にとって、人体の構造や機能についてのどのように立派な理論よりも、実際の人体にみられる個々の所見のほうが、はるかに重みがある。現実の自然のなかに存在するものは、われわれが眼にみるような個々の事実であり、生物学上の理論はすべて、それら事実をもとに組みあげられた仮説、あるいはもしかして虚構にしかすぎない、そういう感覚をわれわれ解剖学者はもっている。だからこそわれわれは、解剖して得た所見や一枚の顕微鏡写真のなかになにがみえたかを、非常に重んじるのである。われわれ解剖学者は、あえて自分たちのメッセージを説明することを慎み、むしろ解剖学的な事実に託して語らせようとする。

それにたいして、私の親友の生理学者のK君は、「個々の実験の結果は、つねに誤謬を含み得るものだからあてにならない」という。生理学者は、生物現象をできるだけ単純化して扱う。その生物現象を代表するパラメータを選びだし、それを数値表やグラフとしてあらわす。このような数値化されたパラメータは、厳密ではあるが、含まれる情報量としてはきわめて乏しい。解剖学者の扱う形態という対象が、とりとめがないとはいえ、膨大な情報量を含むのと、対照的である。生物現象を数値化するさいには、注目するパラメータだけがとりだされ、それ以外の膨大な情報はすべて削ぎ落とされてしまう。このような単純な数値情報の正しさを保証してくれるのは、もはや合理的な論理しかありえない。生理学者が、自然を正しく理解する鍵として合理的な論理を重んじるのも当然である。

観察により得られた所見を重んじるか、合理的な論理を重んじるかという態度のちがいは、ヴェサリウスとハーヴィーにおいても、すでにみいだすことができる。ヴェサリウスの『ファブリカ』は、人体になにがみえるかを徹底して追求したものである。人体の各部の構造が、網羅され、正確な図に描かれている。しかしガレノスの三生気説と矛盾する解剖所見があったときには、ヴェサリウスの判断は停止してしまう。左右の心室を隔てる壁にまったく孔がないということを観察しても、静脈血が右心室から左心室に通り抜けるというガレノスを、ヴェサリウスは否定することができない。

これにたいしてハーヴィーは、自分の血液循環にかんする所見だけを、じつによく観察している。心臓や血管の運動についての彼の観察は、微にいり細にわたっている。ヴェサリウスがつまずいたところを、ハーヴィーはのりこえていく。たんなる観察だけでなく、実験まで行なって、血液循環を論証していく。しかしハーヴィーの『心臓と血液の運動』は、血液循環の原理というただ一点で支えられている。血液循環の原理が正当性または重要性を失ったときに、ハーヴィーの仕事は、実質的な意味をなくしてしまう。

解剖学者がもっぱら経験を重んじ、生理学者が合理性を重んじる、といえば誇張になりすぎる。本当は、観察という経験と合理的な判断のバランスこそが求められている。しかし多くの人たちをみていくと、解剖学者が観察をとぎすませることに熱意を注ぎ、生理学者が理論の発展を希求するという傾向は、たしかに存在する。

こういった経験を重んじる態度と合理性を重んじる態度への傾斜は、人間の認識機構にもともと備わっていたものであって、解剖学と生理学という場を借りて前面にでてきたものだろう。経験論と合理論の対比は、昔から哲学の認識論において、くりかえし議論されてきたのである。解剖学者と生理学者にみられるような認識についての対照的な態度は、けっして、医学という特殊な分野にかぎられたものではない。

3　認識論の二つの傾向

知識の起源

認識論《エピステモロジー》は、人間の知識がどのような起源・構造をもつかという問題を扱う。これは、哲学における大きな課題のひとつであり、古代ギリシアの哲学者にまでさかのぼることができる。しかしこれが哲学の中心的な課題としてうかびあがってきたのは、哲学の歴史のなかでもそれほど古いことではない。認識論が自覚的に問われるようになったのは、ようやく近世のことである。

近代認識論の基礎を築いたのは、イギリスのジョン・ロックであるといわれる。彼は、

『人間知性論』（一六八九）のなかで、われわれが知識をどこから獲得するか、知識はどれほど確実なもので、またどのような種類があるか、といった問題を論じた。彼は経験の役割を重視し、認識はすべて経験に由来すると主張した。生まれながらの人間の心は白紙《タブラ・ラサ》のようなもので、なんらの生得観念も刻みつけられていないという彼の比喩は、よく知られている。

ロックの認識論の研究を継承発展させたのは、ドイツのカントである。『純粋理性批判』（一七八一）は、認識論にかんする彼の主著である。彼が、認識作用の要因としてあげたのは、感性と悟性である。感性は、外界の刺激を受けとる能力であり、認識の対象を悟性に与える。悟性は思考し理解する能力であり、感性によって得られた内容を概念に仕あげるのである。カントは、悟性《フェアシュタント》と理性《フェアヌンフト》の語を意識的に使いわけ、悟性を分析的で論証的な思考能力、理性を原理的なものや不変の真理を直感する能力として、区別している。しかしわれわれの日常的な文脈では、悟性と理性をとくに区別する必要はないだろう。

カントによれば、認識は、たんに経験によって成立するのではない。経験によって与えられたさまざまな内容が、われわれの主観にもともと備わった形式に従って統一されて、認識が形成されるのである。認識はもはや対象に依存するのではない。逆に、主観の働きによって、認識対象としての世界がはじめて存立することができるのである。カントの認識論は、主観と客観の役割を逆転させて、コペルニクス的転回とまでよばれるほどの発想の転換をもたらした。

知識の起源について、経験と理性のどちらを強調するかは、立場によって異なるが、カント以後は、経験と理性の両者が協調して知識を構成すると認められるようになった。しかし認識論が意識的にこのように論じられる以前には、知識の源泉として、経験と理性のうちのどちらかだけを強調する傾向が強かった。認識における経験の役割を強調する立場を経験論《エンピリシズム》といい、理性に重きをおく立場を合理論《ラショナリズム》というが、このどちらも、古代ギリシアの哲学の黎明期にまでさかのぼることができる。

経験論と合理論の系譜

知識がどこから由来するかを素朴に考えたとき、経験をとおして得られると考えるのがふつうである。われわれの身体に備わった感覚器官によって、外の世界の存在や心の状態が把握できると考えるのである。そして経験によって得られた知識が、まぎれもなく事実そのものだと思いがちである。経験論の立場は、このようなものである。

古代ギリシアの哲学者には、このような感覚的な経験論に傾くものが多かった。ソフィストは、紀元前五世紀ごろに、アテネなどの民主的なポリスに登場して、実用的な知識や、立身出世の道としての弁論術などを、青年たちに教え歩いた人たちである。彼らに共通するのは、普遍的に妥当する真理は存在せず、物とは自分にそうみえているものにすぎないという、経験的な主観を絶対視する議論である。ここには、知識の起源を経験に求める経験論の萌芽がみられる。代表的なソフィストの一人とされるプロタゴラスは、「人間は万物の尺度である、あるものについてはあるということの、あらぬものについてはあらぬということの」とのべたといわれる。

これにたいして、感覚や経験がかわりやすくあてにならないので、確実で誤りのない真の知識は、経験からではなく、なにか絶対的なものからくるという考え方もある。これが合理論の立場である。

古代ギリシアで、ソクラテスとその弟子プラトンは、ソフィストたちのエゴイズム的な経験論に反対して、イデアという理念的な世界を想定した。ソクラテスは、イデアを倫理的、美的な価値そのものとしてとらえたが、プラトンはそれを広げて、うつろいやすい現象の世界にたいし、真の原型が実在すると考え、それをイデアとよんだ。われわれが感覚により経験するものは、原型としてのイデアの影が壁にうつったものにすぎないという。

しかしソクラテスやプラトンにみられるような合理論的な傾向は、古代ギリシアではむしろ例外的であった。アリストテレスは、プラトンの弟子であったが、師とは立場をまったく異にし、師のイデアを「永遠化された感覚物」にすぎないと批判している。プラトンの哲学が、イデアという一般的な命題をよりどころとして、個別的な経験的世界を説明しようとする、すなわち演繹的な傾向が強いのにたいし、アリストテレスの哲学は、個別的な事実や現象の全体から普遍的な命題を導きだそうとする、すなわち帰納的な傾向が強い。

実際、アリストテレスの哲学には、自然界の事物に等しく目を向ける百科全書的な傾向があり、『自然学』、『天体論』、『気象論』、『宇宙論』、『動物誌』、『動物部分論』、『動物発生論』などといった博物学的な著作を数多く残している。とくに最後の三つの著作によって、アリストテレスは比較解剖学の創始者とみなされている。『動物の形態学と進化』という解剖学の歴史についての本のなかでE・S・ラッセルは、「［アリストテレスの］『動物誌』は、たいへん包括的な仕事であり、ある意味では、今までに書かれた最も精細な動物学の教科書である。たしかに現今の教科書で、生物についてこれほど広範で穏当な見方をするものは、ほとんどない。」とさえのべている。

古代と中世には、感覚的な経験を重視する経験論的な傾向が、支配的であったようだ。そのようななかで合理的な思考を重視する態度を断固として表明し、近代哲学の基礎を築いたのが、デカルトである。デカルトは、まず学問の確実な基礎を求めて、ほんの少しでも不確実と思われるものをすべて退けた。彼は、感覚的事物がしばしば不確実なものであるから、絶対確実な「私は考える、ゆえに私はある」（コギト・エルゴ・スム）という命題だけが疑いなく真であると認め、そこから哲学的な思索をはじめるべきだと論じた。その命題をもとにして、デカルトは、思考という精神の働きと物質的な物体とは、ともに実体であって相対立するという、近代哲学の主要な問題を提示したのである。

デカルトは、人間の身体についても論じている。デカルトは、人体を、神によってつくられた精巧な自動機械であると、解釈しようとした。そして思考する心は、肉体という完全な機械のなかに住んでいると考えた。そしてそのような心の座は、無対性の一点でなければならず、したがってそれは脳の中央付近にある松果体である、と論じた。松果体以外の脳の部分は、左右一対あるから精神の座ではありえないというのである。彼の考え方、すなわち動物機械論は、その後の生理学に大きな影響を与えた。

4　自然誌のあり方

ヴェサリウスが行なった人体構造を記載するという行為は、博物学者の行なった自然界の事物の記載と同じ性質のものである。この生命的な事物を記載するという行為を、私は自然誌とよぶ。これは、複雑多様な生命的事象を、ひたすら拾いだしてきて整理する行為である。これと対極的なものが、ハーヴィーが行なったように事象のなかに法則性を究明する自然哲学である。解剖学は、人体についての自然誌から生まれ、現在でも自然誌の精神を脈々と受け継いでいる。これに対する生理学は、人体についての自然哲学から生まれた、論理を中心とする学である。

解剖学と生理学の対比は、認識についての経験論と合理論の対比に、相通じるものがあった。現在の解剖学と生理学は、さまざまな技術や方法を発展させて、それぞれ大きな学問分野に発展してきた。単純に経験論と合理論の対比になぞらえることのできないさまざまな要素が、そこには含まれている。それでもなお、解剖学者と生理学者の態度に、対照的なものが認められるのは、解剖学と生理学を生みだした自然誌と自然哲学の精神が、そこに息づいているからである。経験論と合理論の対比は、自然誌と自然哲学の対比なのである。

解剖学を生みだし、そして解剖学を特徴づける自然誌は、自然の事物をどのような態度で扱うのだろうか。それは生理学を特徴づける自然哲学の態度と、どのように異なるのだろうか。

自然誌では、数多くの自然界の事物が観察、蒐集され、さらに取捨選択されて、整理される。そのさいに、取捨選択する基準、整理するための論理として、どのようなものを選ぶかが、自然誌のできふできを大きく左右する。自然誌が自然界の事物を記載するさいには、すでに暗黙のうちに取捨選択と整理が行なわれている。すなわち、解剖学を含め、自然誌の記載には、観察する者の判断がすでに含まれているのである。それを記載することに意味があるという判断が、その記載のなかに表明されているのである。

記載された事物にどのような意味をつけるかという判断基準は、はじめから存在するのではない。数多くの事物を観察した経験をもとに、もっとも意味の豊かな基準を割りだすのである。個別的なことがらから一般的な法則を導きだす、帰納《インダクション》を行なっているのである。

これに対する自然哲学では、一般的な法則から個別的な結論を導きだす。すなわち演繹《ディダクション》が行なわれているのである。

帰納を中心とする自然誌の方法は、どのような特徴をもつものだろうか。第一に、自然誌において多数の観察から導かれる結論は、観察の数が増すほどに確かになっていく。しかしどれだけ観察の数を増しても、新たな観察がその結論を否定する可能性がつねにある。すなわち、自然誌においては、「おそらく正しい」という仮説の形でしか結論をのべることができない。決定的な証明というものは、自然誌にはないのである。

自然誌の方法の特徴の第二は、扱う情報量が豊富だということである。自然誌では、観察した事象をできるかぎり拾っていく。できるだけ多くの事実を説明する結論が、より正しいものとして尊ばれる。自然界に含まれる情報をできるだけ拾いあげていこうというのが、自然誌の方法なのである。これにたいして自然哲学では、一般的な法則に関係する事象だけが、意味あるものとして扱われる。法則に直接の関係がない事柄は、切り捨てられていく。

自然誌の方法の第三の特徴は、観察から結論を導く過程に、直感的な飛躍が必要だということである。多数の観察をただ並べただけでは、結論はでてこない。自然誌において、よりみのり多い結論を得るための一般的な方法というものはないようだ。個人的なセンスに負うところが多いのかもしれない。それにたいし、自然哲学的な法則から結論を導きだす論理過程には、整つた形式が認められている。

近代科学では、もはやたんなる帰納や演繹だけではなく、両者を組み合わせた仮説《ハイポセティコ・》演繹法《ディダクティブ・メソッド》が、中心的な方法論になっているといわれる。この方法論では、個別的なデータが十分に集まったときに、法則や理論の仮説をたててみる。この過程が帰納である。その仮説から演繹によって個別な事象を予測する。その予測が、観察によって事実であると認められれば、仮説のたしからしさが増すというものである。これは、現代科学でよく採用されている方法である。現代科学の方法は、まさに自然誌の方法と自然哲学の方法の延長線上にあるのである。

第三章　生物形態の意味（一）——解剖学における機能論と先験論

1　解剖学の三つの思想潮流

解剖学の歴史は長い。その間、解剖学者は、人体を連綿として観察し、人体のなかに新しい構造を発見してきた。これだけの長い間、数多くの解剖学者の眼に晒されてきて、人体のなかにはもはや発見すべきものはないのでは、と問われることがしばしばある。そのたびに、人体という自然はかぎりなく豊かなもので、私たちの科学の眼は、そのごく一部しか摑みきれていないのだ、と答える。解剖学者は、これまでも人体や動物の身体のなかに、新しい発見をしてきたし、これからもなし続けるのである。

自然誌としての解剖学が発見するものは、新しい未知の構造だけではない。それまで知られていた構造に、新しい意味を与えるのも、解剖学における発見である。人間や動物の形態の観察から、身体の構造の意味を帰納すること、それが自然誌としての解剖学の、大きな仕事なのである。

形態から意味を帰納するという解剖学者の作業は、直感と飛躍を必要とする。それは、個々の研究者の技量に依存する個人芸で、方法を定式化して他人に教えたりまた学んだりということが難しいものである。むしろ、先輩の解剖学者から盗むべき名人芸というべきかもしれない。解剖学者が発見したものは、古くなるかもしれない。しかし発見の過程そのものは、古くなることがない。そこには、人体や動物の解剖学を研究するものが参考にすべきヒントが、隠されていて、学びとるものが多い。

そのような歴史上の解剖学者たちの仕事を眺めたときに、かぎられた数の思想潮流が認められると指摘した人がいる。E・S・ラッセルという海洋生物学者である。彼は、『動物の形態学と進化』（一九一六）という古典的ともいえる動物形態学史のなかで、解剖学の歴史のなかに認められる三つの思想潮流について論じている。同書の序文のなかで、ラッセルはつぎのようにのべている。

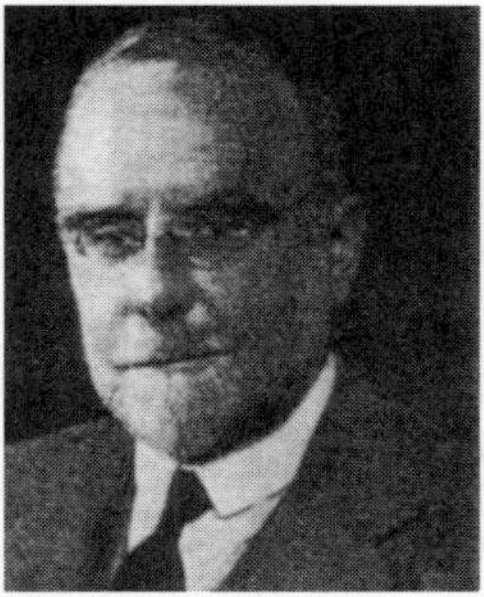
ラッセルの肖像

形態学の思考には、私の考えでは主に三つの潮流がある――機能論的すなわち統合的なもの、形式論的すなわち先験的なもの、そして物質論的すなわち分析的なものである。

第一の潮流は、アリストテレス、キュヴィエ、フォン・ベーアらの偉大な人物につながり、さらにラマルクやサミュエル・バトラーの開放的な生気論につながりやすい。第二の態度の典型例は、E・ジョフロア・サンティレールであり、この思考習慣は、進化形態学の発展に大きな影響を与えた。

相対立するこれら二つの傾向の主戦場は、機能と形態の関係の問題である。機能は形態の機械的な結果なのか、それとも、形態は機能ないし活動の表現形に過ぎないのか。生命の本質とは何か――構築か活動か？

物質論的な態度は、生物学に特有なものではなく、思想のすべての分野に、事実上共通している。これは、さかのぼればギリシャの原子論者に始まるが、一九世紀には、機械工学の勝利によって、物質論こそが唯一可能な科学的方法であると、多くの人が考えるようになった。生物学においては、これは、機能論的な態度よりも、むしろ形式論的な態度に近い。（坂井建雄訳）

これら三つの形態学的思想とは、どのような内容のものであったろうか。とりあえず、これらの思想を代表する解剖学者としてラッセルが紹介する人たちの学説を、眺めてみるのがよいだろう。まず機能論を代表する解剖学者としてはキュヴィエを、そして先験論を代表する者としてはジョフロアを登場させよう。彼ら二人は激しく対立し、一九世紀前半のフランス科学界全体を巻き込んでアカデミー論争を闘わせたのである。物質論については、第五章で紹介する。

2　アカデミー論争の両雄

一八三〇年二月に、フランス科学アカデミーで、当時の代表的な二人の博物学者のジョフロアとキュヴィエが、動物の解剖学について、壮絶な論争を繰り広げた。世にいうアカデミー論争である。この論争の焦点は、さまざまな動物の多様な構造を、どう解釈するかにかかっていた。ジョフロアは、動物の身体が共通の基本設計にしたがってできあがっており、動物種により構造に差異があるのは、基本設計に修飾がくわわったものであるという立場であった。それにたいしキュヴィエは、さまざまの動物の構造は、それぞれに環境に完璧に適応しており、異なる動物種のあいだで共通性がみつかるとすれば、機能がそれを要求しているからである、という立場であった。

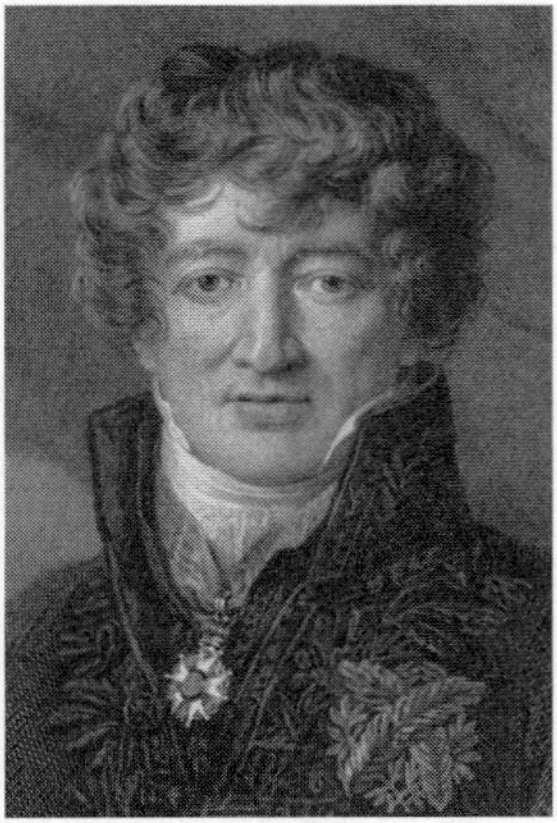

キュヴィエの肖像

二人の対立は、すでに一八二〇年からはじまっており、周知の事実であった。一八三〇年の二月に、ジョフロアとキュヴィエがついに公開の場での論争をはじめたことは、ヨーロッパ中の科学者に伝わり、大きな関心をよんだ。このニュースを聞いたゲーテは興奮し、友人のソレに、「君はこの大事件についてどう思うかい？　火山は爆発した。すべては火中にある。もはや非公開で談判するようなときではないよ！」と語っている。

論争の直接のきっかけとなったのは、無名の博物学者メーランとローランセが科学アカデミーに送った、「軟体動物の体制についてのいくつかの考察」という一編の論文である。提出した論文にたいし、何の音沙汰もないため、二人は委員会での審査を要求し、そのためラトレイユとジョフロアが報告作成を指名されたのである。

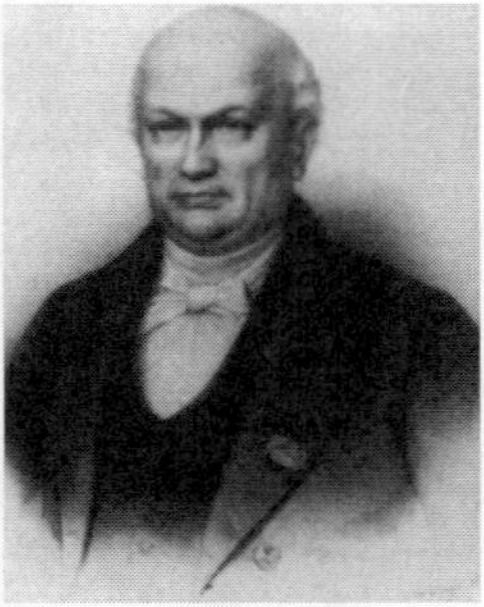

ジョフロアの肖像

メーランとローランセは、臍の高さで背中側に折り曲げた脊椎動物と頭足類で、器官の配置が同じであるとのべた。ジョフロアはこれを、自分の考え方を支持するものとして、熱狂的に受け入れた。二月一五日の報告のなかでこの論文を褒めそやし、軟体動物の身体の構成が、脊椎動物と一致することは疑いないと保証した。動物界をつうじて、動物体の設計と構成に一致がみられるという自らの主張を、改めてのべたのである。

これはまさにキュヴィエにたいする挑戦であった。キュヴィエは、基本体形に基づいて、動物を四門に分けた。脊椎動物、軟体動物、関節動物、放射動物である。基本体形はまったく異なり、そのあいだに移行形はないと、キュヴィエは主張していた。ジョフロアとの対決を避けてきたキュヴィエであったが、今回の挑戦には、ついに立ちあがり、反論を開始した。

キュヴィエは、脊椎動物と頭足類の粗雑な比較を、難なく粉砕した。背側に折り曲げた脊椎動物と頭足類の主要器官の配置がまったく異なることを図示し、脊椎動物を別の形で折り畳んだ方が類似がずっと大きくなるが、それでも器官の配置は同一でないことを示した。

それ以後、週に一度開かれるアカデミーでの公開の集会で、二人は論争を続けていく。大物の対決だということと、論争の主題にかんする興味から、集会は人であふれんばかりとなった。しかし二人の論点は嚙みあわず、混乱と過熱ぶりは、目にあまるものがあった。二ヵ月間にわたって続いた公開の席での論争は、四月五日のアカデミー集会を最後に、中断された。

公開での論争は収ったが、両者はあらゆる機会を捉えて、相手を攻撃した。公表した論文、調停案への感情的な反発、さらにそのころ死去したラマルクへの弔辞のなかにまで、対立は影を落とした。これら応酬につぐ応酬は、格好の新聞種となり、人びとを喜ばせたが、アカデミーの科学者たちには不愉快なものであった。そういった緊張状態が、一八三二年のキュヴィエの突然の死まで続いたのである。

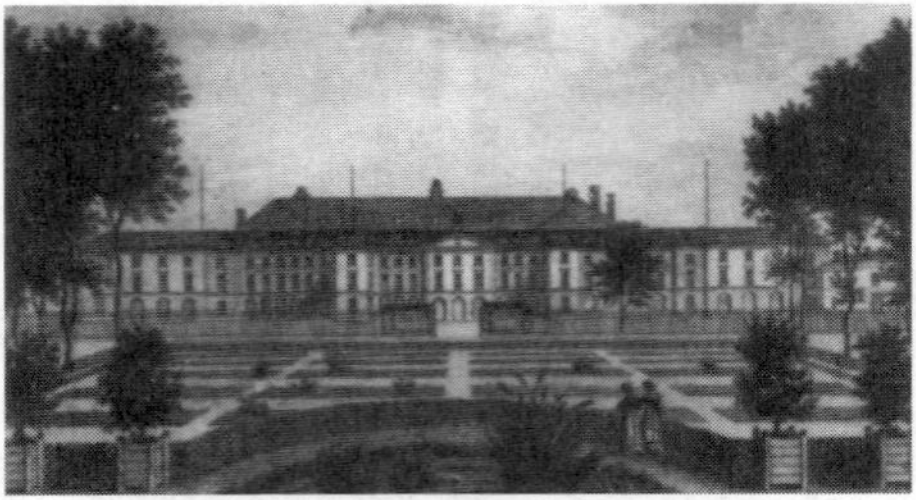
パリ自然誌博物館

キュヴィエの生涯

一九世紀のヨーロッパで、キュヴィエは「自然誌の立法者もしくは裁定者」とよばれた。彼は、古生物学と分類学と比較解剖学を総合し、そのあとに自然誌が発展していくべき道筋を定めた。他の科学者は、キュヴィエのうち建てた自然誌の基本的な枠組みのなかで、細部を埋めていくことになった。

彼は、動物の構造の機能的な面を強調した。身体の器官が互いに依存しているので、経験的な知識を十分にもてば、ひとつの器官の形態から、他の器官の形態を推論できると主張した。これを化石動物に適用して、キュヴィエは大きな成功を収めた。モンマルトルの石切場から出土した化石をもとに、キュヴィエは多くの絶滅動物の記録を再編成することができたのである。キュヴィエは、パリ自然誌博物館の比較解剖学教授となり、科学アカデミー会員、同終身書記、パリ大学学長などに就任して政治的な地歩を固め、フランス革命後の科学界を、長年にわたって牛耳ることになった。

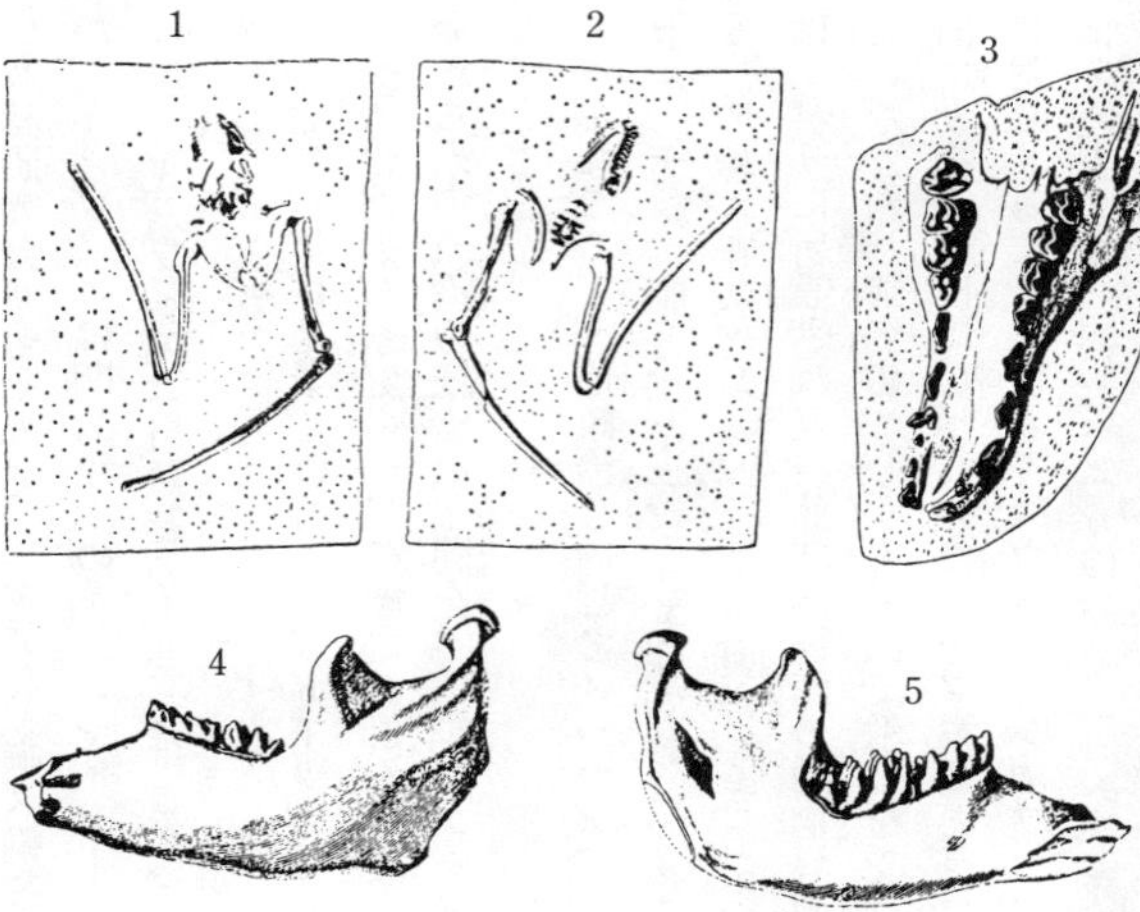

モンマルトルから出土した脊椎動物の化石について、キュヴィエの描いた図。１と２は化石コウモリの上半身、３は化石偶蹄類の上顎、４と５は化石ゾウの下顎骨

ジョルジュ・キュヴィエは、一七六九年八月二三日、フランス東部の、当時はまだドイツのヴュルテンブルク公の領地であったモンベリアールの、中流家庭に生まれた。

キュヴィエは、一七八四年の一五歳のときから四年間、シュトゥットガルトのカルルスシューレの行政学部で、自然誌を学んだ。厳格で出世主義の雰囲気の学校であった。この学校に在学中に、キュヴィエは、リンネの『自然の体系』を手引きにして、自然誌の研究を始めた。一〇〇〇あまりの昆虫をスケッチし、友人らとともに自然誌研究会をつくって、読書会や論文輪読会を開いた。教科としての解剖学はなかったが、キュヴィエは四歳年上のキールマイヤーから、解剖の手ほどきを受けた。卒業するころには、キュヴィエは自然誌の古典をほとんど読破し、自然誌の基礎を十分に身につけていた。

一七八八年に卒業したものの、ドイツでは公職が得られなかったため、キュヴィエは、フランスの裕福な家庭の子息の家庭教師をして、生計をたてることにした。そしてフランス革命から恐怖政治の続く数年間を、ノルマンディーで動物の解剖をしたり、スケッチをしたりして過ごした。

そんなころ、恐怖政治を逃れてノルマンディーに隠れていた農学者のアンリ＝アレッサンドル・テシエ師と、キュヴィエはであい、その才能を認められる。一七九五年のことである。テシエ師は、キュヴィエを褒めちぎる手紙を、遠縁のジョフロアに送る。キュヴィエは、パリに新設された自然誌博物館の動物解剖学教授メルトリュの代理講師に任命されることになった。無名の、しかも外国で教育を受けたキュヴィエを、強く推したのは、その二年前に動物学教授になっていたジョフロアとラマルクであった。その後、アカデミーでの論争で対立することになるキュヴィエとジョフロアも、当初は手に手をとって動物学という新科学を建設する、親友であり同僚であった。キュヴィエは、パリにやってきた最初の数ヵ月を、ジョフロアの宿舎で過ごし、二人は共著の研究をいくつか発表した。

キュヴィエは、パリにでてきた直後から、自然誌についての豊富な学識と、政治的な才能により、目覚しい成功を収めていった。一七九五年一二月に科学アカデミーが再建されたとき、キュヴィエは先輩のジョフロアをさしおいて、六人のメンバーの一人に選ばれた。キュヴィエは、自分の統率下の資料設備を充実させ、動物界全般にわたる幅広い研究を行なった。名高い諸著作をつうじて、動物学の将来の研究の見取図をつくりあげ、周囲に弟子を集めることができた。そしてパトロンの引きたてによって重要な地位につき、他の科学者に影響を与え、また大学や博物館の人事を思うように動かしていった。科学アカデミーは、研究の当否を判定する場所であり、キュヴィエはその終身書記として、アカデミーを代表するスポークスマンであった。またパリ大学学長として、パリや地方の学部の教職員の任命に、大きな影響力をもった。キュヴィエは、フランス科学界の権力者であった。

キュヴィエの著書は、もてはやされ、明快な講義は、聴衆から賞賛を博した。しかし仲間内では、敬遠されがちであった。くそ真面目で、短気で怒りやすく、年中仕事ばかりしている。世渡りは上手であったが、冷たい人柄であった。アカデミーでの論争で、論敵にたいし、ひねくれた、皮肉っぽい態度をとったことで、仲間の科学者からはますます疎まれていった。

キュヴィエの死は突然やってきた。彼は死のわずか三日前まで、講義を続けた。突然のけいれんが襲い、一八三二年五月一三日に死を迎えたとき、キュヴィエはまだ六二歳であった。

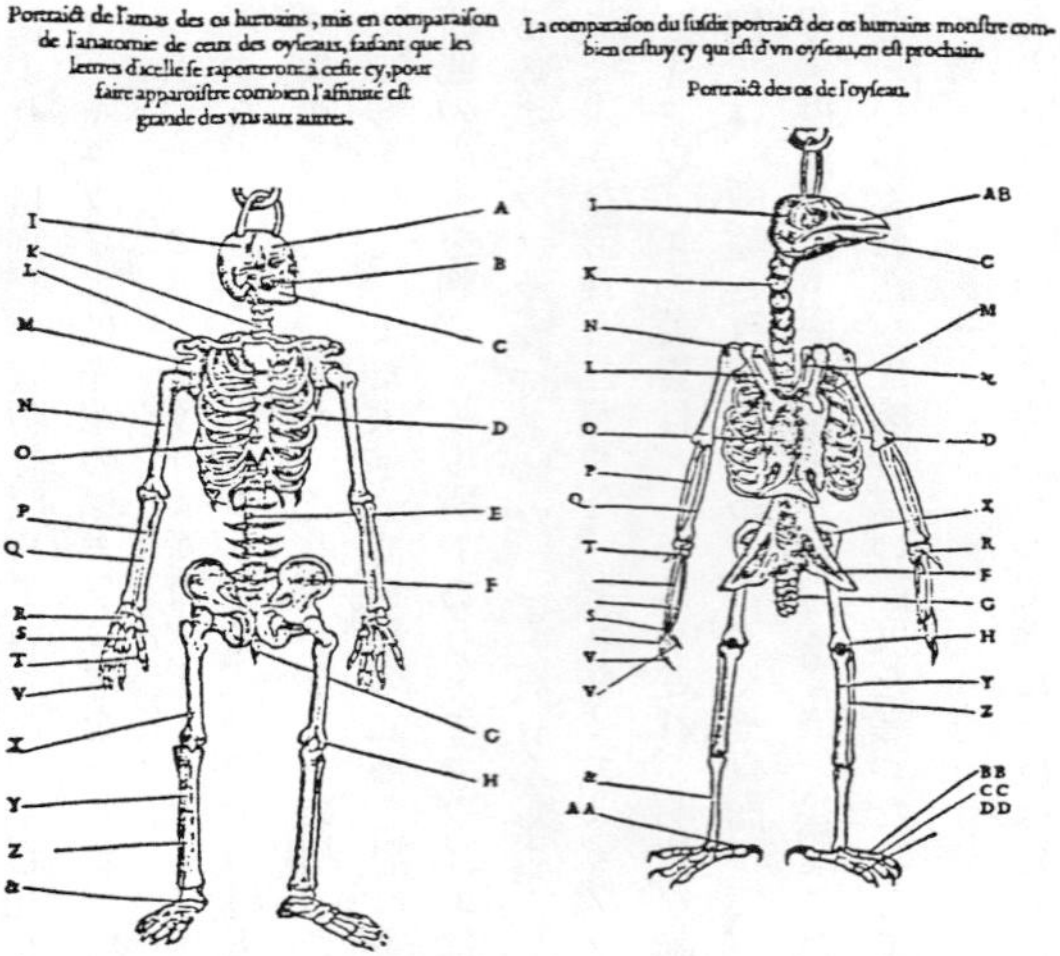

人間と鳥の骨格の相同関係についての暗黙の認識を示す図。ブロンの『鳥類誌』（1555）からとった。対応する骨が同じアルファベットで示されている

ジョフロアの生涯

ジョフロアの築こうとしたものは、動物体への純粋形態学的なアプローチ、すなわち先験的解剖学である。彼は、さまざまな動物の形態を眺めたときに、そこに共通のパターンがみつかることに注目した。魚の腹鰭と、鳥の翼と、人の上肢のような対応関係は、古くから暗黙のうちに気づかれてきたが、ジョフロアはこの直感を意識化し、理論的に基礎づけようとした。

ジョフロアは、主著の『解剖哲学』のなかで、類同の理論と連絡の原理を展開し、この二つ

の原則をてこにして、それまでだれも気づいたことのなかったいくつもの相同関係を、異なる動物のあいだにみいだしていった。

ジョフロアの純粋形態学的なアプローチは、その後ドイツを中心に発展した、先験的な比較解剖学の先取りであった。先験的比較解剖学では、多様な動物形態の原型を探し求める。原型は、進化論の登場とともに祖先形に置き換えられ、先験的比較解剖学は、一九世紀後半のヨーロッパの最先端の科学となったのである。

エティエンヌ・ジョフロア・サンティレールは、一七七二年四月一五日に、パリ南郊の小さな町、エタンプで生まれた。一四人兄弟の七番目であったが、兄弟のうち七人は、生後間もなく死亡した。父親は、町の裁判所の検事や判事を務めた。先祖のエティエンヌ＝フランソア・ジョフロアは、一八世紀初頭の著名な化学者であった。

両親は、ジョフロアを僧職につけるつもりであった。エタンプのコレージュを卒業し、一七八八年、一六歳のときにパリのコレージュ・ド・ナヴァールに奨学生として送られた。ここは聖職者の運営する学校で、ジョフロアは広範な一般教育を受けた。

しかしジョフロアは、再三、進路をかえ、結局、科学者としての道を歩み始める。一七九〇年にパリで哲学の学位を取得したときに、ジョフロアは、パリに留りたいと願った。王立植物園のコースに通うためである。両親は、弁護士になるための勉強をするならという条件で、それを許した。ジョフロアは、コレージュ・デュ・カルディナール・ルモアーヌに入学し、その年の末までに法学の学士号をとったが、法律に興味がなく、今度は医学部に入学することになった。しかしジョフロアは、医学部の授業を徹底的にさぼって、王立植物園などでの科学のコースに出席していたが、そのうちに医学部は革命のために閉鎖されてしまった。

正規に動物学を学んだことのないジョフロアが、王立植物園の後身である自然誌博物館の動物学の教授に任命されたのは、フランス革命の混乱によるところが大きい。ジョフロアは、法学を学んでいるころに、ラテン語を教えていた鉱物学者のルネ＝ジュスト・アユイ師を知り、彼をつうじて鉱物学に傾いていった。一七九二年八月にルイ一六世が廃位になると、アユイほか数人の聖職者が投獄され、ジョフロアはアユイ師を釈放するための運動をし、それに成功する。九月の大虐殺の直前に、ジョフロアが、変装し梯子を使って別の聖職者を救出しようとした逸話を、息子のイシドール・ジョフロアが伝えている。そういった事件の興奮と恐怖とで、ジョフロアは郷里のエタンプに戻り、その年の冬まで重病の床につく。

そのころ、王立植物園の標本室管理人は、ビュフォンの弟子のドーバントンであった。翌一七九三年の三月に実験助手補佐の地位が空いたとき、ドーバントンは、友人のアユイの懇請を受けて、ジョフロアを採用した。そして六月一〇日の革命委員会の布告で、王立植物園が自然誌博物館に改組され、一二人の教授の席が設けられたとき、弱冠二一歳で鉱物学と植物学しか学んでいないジョフロアが、植物学者のラマルクとともに、動物学の教授に任命されたのである。二人がすでに植物園に勤めていたのと、革命の混乱でほかに適任者が求められないためであった。ビュフォンの弟子で動物学者として高名なラセペードは、パリから追放されていたが、身の安全を確かめてからパリに戻り、一三番目の教授となった。

経験と人望のある博物学者に与えられるべき教授の地位に、無経験の者をつけたのを、ドーバントンの横暴だと怒る者もあった。たしかに動物解剖学教授のメルトリュのように、講義をする意志と能力のない者もいた。そのような教授は、給料の一部を割いて代理講師に代講させ、教授の肩書を保つことができた。キュヴィエがパリで手に入れたのは、この代理講師の地位であった。

すでに博物学者としての学識と経験をつんでいたキュヴィエに比べて、ジョフロアは出遅れてしまったが、一七九八年から一八〇二年のエジプト調査旅行の経験をつうじて、自分の研究方向を固めていった。一八〇七年に発表した魚の骨についての一連の論文で、ジョフロアは、相同な骨が変異を受けて、まったく異なる機能を営みうるという、斬新なテーマに挑戦した。彼のとりあげた例は、魚の鰓蓋骨《さいがいこつ》に相当する骨が高等な脊椎動物にもみられるかと か、脊椎動物をつうじて九つの胸骨要素がみられるといったものであった。比較解剖学者に大きな刺激を与えたこの研究により、ジョフロアはようやく、動物学者・比較解剖学者として認められた。ジョフロアの解剖理論を集大成する代表作『解剖哲学』は、その後しばらくの沈黙の後、一八一八年に出版された。

『解剖哲学』は、好評をもって世に迎えられたが、キュヴィエの機能主義とのあいだの溝は、次第に深まっていった。一八二〇年にジョフロアが、昆虫や甲殻類の外骨格と脊椎動物の骨格のあいだの相同を示唆し始めると、両者の対立は明白になった。一八三〇年にアカデミーでの論争の幕が切って落とされるまで、緊張関係が続き、周囲の博物学者まで巻き込んで、対立は先鋭化していった。

二人の対立は、アカデミーでの公開論争のあとも続いたが、一八三二年のキュヴィエの突然の死によって、実質的な勝者も敗者もなく終った。ジョフロアは、キュヴィエの死後、ブレーキをかける者がいなくなり、自分の専門を離れ、宇宙全体にまたがる思弁的な理論に耽けり、一般向けの哲学的・宗教的な著作を発表していった。ジョフロアの周りには、哲学者、作家、革命家、政治活動家などが集まり、アカデミックな科学者たちは彼を見離していった。一八四一年に失明して、博物館の教授職を息子のイシドールに譲り、その三年後、一八四四年六月一九日に、パリで死去した。七二歳であった。彼の葬儀には、科学界、医学界、芸術、文芸の指導的な人たちや、そのほか各界の名士が居並んだ。

3　機能形態学と先験的形態学

キュヴィエの比較解剖学、古生物学、動物分類学

キュヴィエは膨大な著作や報告を残したが、それらは、比較解剖学、古生物学、動物分類学の三つに大別できるだろう。これら三つの分野のうち、キュヴィエにとって基礎をなしたのは、比較解剖学であった。彼は、動物解剖の機能的な解釈のうえに、化石骨の再構成を行ない、また動物体の基本構成を基準にして、動物分類を打ちたてたのである。キュヴィエの代表的な著作としては、『比較解剖学教程』、『化石骨研究』、『動物界』があげられる。

キュヴィエの『比較解剖学教程』（一八〇〇―〇五）は、あらゆる群の動物の機能的装置をはじめて体系的に比較した本であり、比較解剖学への興味を広くよびおこした。運動器からはじまり、感覚器、消化器、循環器、呼吸器、発声器官、生殖器、排泄器を順に扱い、脊椎動物と無脊椎動物の幅広い動物を網羅している。

キュヴィエの比較解剖学の核心は、動物の構造のなかで、諸器官が機能的に相互依存するという考えである。この考えを、キュヴィエは、「器官の従属」と「形態の相関」の原理にまとめた。

「器官の従属」とは、動物の機能にも、それを営む器官系にも、合理的な優先順位があると

いうものである。動物でもっとも重要な機能は、感覚と運動である。この機能が、ほかのすべての機能を決定する。感覚と運動の能力により、摂取する食物が決まり、それが消化器官の性質を決定する。消化器の性質が、つぎに循環器の性質を決め、さらにそれが呼吸器の性質を決める。

キュヴィエのいう「形態の相関」は、各器官の機能がすべて密接に関連し合い、ひとつの機能の変化が、ほかの機能にも対応する修飾をもたらすというものである。したがって、ある類の動物の構造について十分な知識があれば、その類に属する動物の身体の一部分から、その動物の全体を一般的な方法により再構成できる。もしある動物の消化管が、肉だけを消化するような形態をもっているなら、それ以外の器官も、肉食に適応しているはずである。その動物は、鋭い視力と嗅覚をもち、敏捷で速く、足と顎が強力なはずである。解剖学的には、裂肉歯、退化した鎖骨、特有の形をした下顎骨の筋突起がみられることになる。

キュヴィエは、この相関の原理を、化石骨にあてはめ、絶滅した動物種の再構成に成功した。モンマルトルの石切場で発見された若干の骨をみて、キュヴィエは、それが前世界に起源するものであることをみぬいた。石膏採掘場からその後ぞくぞくと送られてきた大量の化石から、キュヴィエは、ゾウ、カバ、サイ、アルマジロ、シカおよびウシの絶滅種の記録を再編することができた。『化石骨研究』（一八一二）は、キュヴィエの古生物学の論文の集大成である。

さらにキュヴィエは、動物の身体の構造にもとづいた自然分類体系をつくりあげた。『動物界』（一八一七）は、その分類にもとづいて、全動物を一冊の本で体系的に分類する、記念碑的な著作であった。キュヴィエ以前には、脊椎動物の四つの綱（哺乳類、鳥類、爬虫類、魚類）が、無脊椎動物の主な群（軟体動物、甲殻類など）と同列に扱われてきた。キュヴィエは神経系の構造を鍵にして、脊椎動物全体を、無脊椎動物のさまざまの群と対等に扱ったのである。キュヴィエは、つぎのような群を区別した。

門一　脊椎動物
　綱一　哺乳類、綱二　鳥類、綱三　爬虫類、綱四　魚類
門二　軟体動物
　綱一　頭足類、綱二　腹足類、綱三　翼足類、綱四　無頭類
門三　関節動物
　綱一　環虫類、綱二　甲殻類、綱三　クモ類、綱四　昆虫類
門四　放射動物
　綱一　棘皮類、綱二　腸虫類、綱三　ポリプ類、綱四　滴虫類

キュヴィエの分類は、今日の自然分類の基礎になっている。いくつか新しい門が発見され

たり、綱が門に格あげされたりしているが、基本的には、キュヴィエの分類が発展したものである。

キュヴィエは、事実を重んじる筋金いりの経験主義者であり、堅実な解剖学者であった。彼は、根拠のない、思弁的な議論をとくに嫌った。彼の時代には地質学が未成熟で、地球の年齢もずいぶんと短いものと推定されていたし、地層や地形がどのようなしくみで成立するかもよくわからなかった。ライエルが『地質学原理』によって、山脈のような地形が、人間が観察したこともないような大変動によって生じたのではなく、現在も地表に働いているのと同じ力によって生じたのだとする、斉一説をうちたてたのは、一八三〇年のことである。キュヴィエは、ラマルクの進化論を激しく攻撃したことで、旧弊な反進化論者のようにみなされることもあるが、当時の証拠から進化を結論することはできない、という彼の議論は、それなりに筋がとおっている。生物進化を真実として認めるには、時代はまだ早過ぎた。

ジョフロアの解剖理論

ジョフロアは、理論解剖学、すなわち比較解剖学への純粋形態学的、先験的アプローチを提唱した。これは、形態にもとづいて相同関係を決める方法を理論化したものであり、これをさまざまな動物構造に適用して、彼は、思いもかけない相同関係の数々をみいだした。しかし、ついにはだれにも受けいれがたいほどの極限にまで、その手法をおし進めてしまった。

彼の主著『解剖哲学』（一八一八）は、脊椎動物の体制は単一な型に還元されうるか、という問題提示ではじまり、この本全体がその答えになっている。ジョフロアはまず、ひとつの科において別の科でみいだされる生体の素材をすべてみいだしうるという確信をのべ、これを類同《アナログ》の理論とよんだ。さらに、異なる動物のあいだで相同を決定する鍵として、ジョフロアは連絡の原理を提唱した。動物によって諸部分の形態や機能が変化しても、それら相互の位置関係は依然として一定なのだから、相互の位置関係だけを手掛かりに、いっけんなんの類似もみいだされない構造のあいだに、相同関係を確立しうるというのである。

この連絡の原理を挺《てこ》にして、彼は魚類から哺乳類にいたる脊椎動物のあいだで、驚くべき相同関係の数々を同定した。たとえば、魚の鰓蓋骨が陸上動物の耳小骨にあたるとする議論を、ジョフロアはつぎのように展開する。外耳孔は、鰓室の外孔に対応し、中耳と咽頭をつなぐ耳管は、鰓室につながる鰓裂に対応する。したがって、高等脊椎動物の中耳腔は、魚の鰓室と相同である。魚の鰓蓋骨とほかの脊椎動物の耳小骨は、この空所に密に関係している。したがって鰓蓋骨は、耳小骨の相同物であって、間鰓蓋骨はツチ骨に、下鰓蓋骨の小さな下部はキヌタ骨に、鰓蓋骨はアブミ骨に、そして前鰓蓋骨は鼓室輪《こしつりん》に対応する。さらに下鰓蓋骨はレンズ骨という第四の耳小骨に対応するとしたが、そのような骨は実際には存在しない。

『解剖哲学』では、さらに、胸骨の相同関係、舌骨の相同関係、魚の鰓弓《さいきゅう》と空気呼吸をする動物の対応する構造の関係、さらに肩帯の骨の相同関係を扱っている。彼の形態についての一般的態度は、多数の注意ぶかい観察から、ある命題を帰納するというのではなく、むしろ直感的に把握した原理を強引に形態に押しつけ、その原理に適う都合のいい所見だけを抜きだしてくるというものである。

『解剖哲学』のあとで、ジョフロアは体制の一致を、さらに脊椎動物から無脊椎動物にまでおし広げた。一八二二年の椎骨についての論文のなかで、脊椎動物の椎骨と甲殻類の体節の相同関係を、非常に印象的に図示した。脊椎動物では、椎骨の上下に小骨が付属しているが、ジョフロアはそれを、甲殻類の体幹から左右に伸びる体肢に対応させた。彼は、連絡の原理が絶対的に要求するのは、外側であれ内側であれ、すべての器官が同じ相互関係にあることであり、それを包む箱がどの面を地面につけるかはどうでもよい、と主張する。この主張は、キュヴィエのいう、体制の異なる四つの動物門と、あきらかに対立するものであった。

こうして、キュヴィエとジョフロアの学説は対立し、二人はたがいに背を向けあって、アカデミー論争へと突入していったのである。

4　アカデミー論争の残したもの

学問的な論争として判断するならば、アカデミー論争では、うたがいなくキュヴィエが優位であった。膨大な解剖学的知識をもとに、明快な論議を冷静にすすめるキュヴィエにたいし、ジョフロアは感情的で受け身であり、論理はしばしばあいまいで、話は堂々巡りをした。堅実で実証的な解剖学者であるキュヴィエにたいし、現実の所見から離れて思弁的な理論を振り回すジョフロアの弱さは、あきらかである。

とはいえ、当時の人たちは、かならずしもアカデミーでの論争に決着がついたとは思って

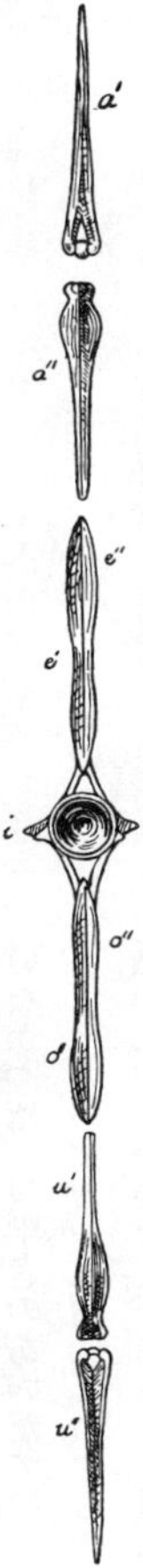

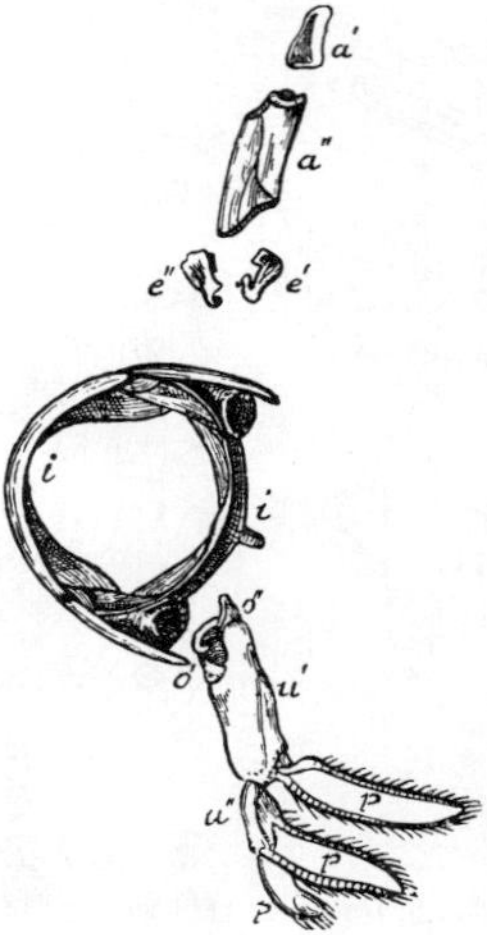

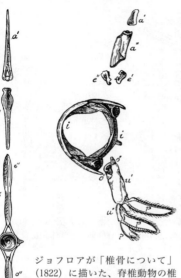

ジョフロアが「椎骨について」(1822) に描いた、脊椎動物の椎骨と無脊椎動物の外骨格の対応関係を示す図

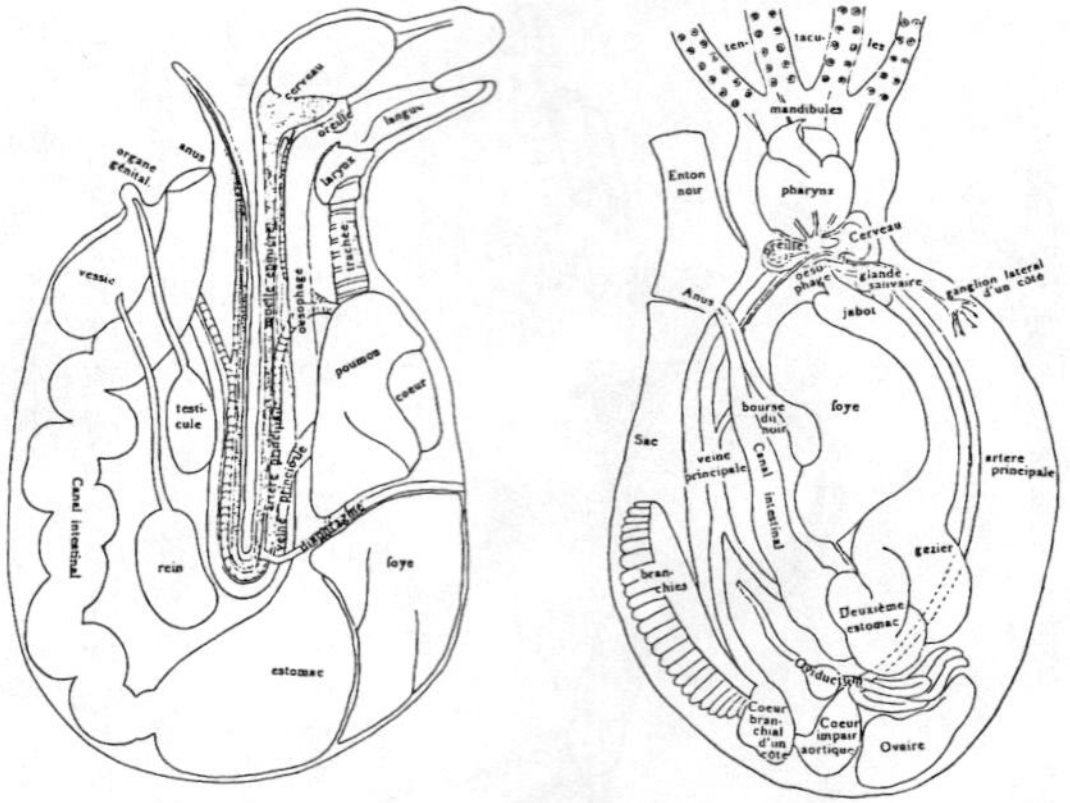

アカデミー論争において、ジョフロアに反論するためにキュヴィエが描いた図。背側に折り返した脊椎動物と軟体動物のあいだで、体制が一致しないことを示す

いなかった。科学者のあいだでは、キュヴィエの権力や人柄にたいする嫌悪感が広がっていたし、さらに一般大衆の人気も、ジョフロアの側にあった。しかしこれは論争を行なった個人への好みであって、論争の内容そのものが評価されたわけではない。

アカデミー論争の評価は、同時代人だけでなく、後世の人間にとってもむずかしい。実際、キュヴィエとジョフロアにたいする後世の評価は、さまざまにわかれる。キュヴィエは、ラマルクの進化論を攻撃し、種の不変性を主張したのだから悪で、ジョフロアは、進化論以後の比較解剖学の先駆けとして設計の一致を主張したのだから善であるといった、単純な主張をする進化論者もいる。ジョフロアの軽率さを指摘し、キュヴィエの堅実さに軍配をあげる者も少なくない。

しかしキュヴィエとジョフロアの論争は、天動説と地動説のようにどちらが正しいという形で、決着のつくものではない。キュヴィエの目的論とジョフロアの先験論のどちらを支持するかは、好みの問題である。もう少し突き放していえば、人間が生物形態という問題を扱うときにとりうる立場がいくつもあるという事情の反映ということになる。

アカデミー論争の背景にあった、動物の多様な構造を、機能を中心に理解するという目的論の立場と、相同関係を軸に理解する先験論の立場は、形態学の歴史のなかに繰り返し現われる。ラッセルの『動物の形態学と進化』は、この目的論と先験論の対立を軸に、動物形態学の歴史を扱っている。このなかで、キュヴィエとジョフロアの対立は、大きなテーマになっている。ラッセルは、こうのべている。

構造に対する機能の優位を主張する目的論的態度と、機能に対する構造の優位を確信する形態学的態度の相違は、生物学における最も基本的なものの一つである。キュヴィエとジョフロアは、対立するこれら二つの見解の、最大の代表者である。彼らのどちらが正しいか？　生物の形態の一致と多様性の中に、機能的適応の結果以上のものはないのか、それとも、適応の言葉では説明できない一致の要素を主張するジョフロアが正しいのか？　もし一致を示す要素で、還元できないものがあるのなら、この一致が不変の性質を持つ原子の世界に働く力から生じたという、ジョフロアの考えの中に、真実があるのか？（坂井建雄訳）

目的論と先験論の対立は、一九世紀前半の形態学の大きな主題である。この対立は、一八五九年のダーウィンの進化論の登場によって、鎮静化していく。一九世紀後半には、顕微鏡技術の発達とともに、形態学のもうひとつの見方、物質論が台頭してくる。しかし物質論的な形態学の真の成果は、二〇世紀の後半になって、電子顕微鏡による研究が本格化してから生みだされてくる。分子の姿をも可視化する現代の解剖学は、もはや物質論をぬきにして語ることはできない。

形態学思想とヴェサリウスとハーヴィー

近代における解剖学と生理学の成立にかかわったヴェサリウスとハーヴィーは、ラッセルの『動物の形態学と進化』のなかで、まったくといってよいほどに無視されている。彼らの仕事は、形態学の思想とはなんの関係もないのだろうか。

ヴェサリウスは、人間の身体の形態が実際にはどのようになっているか、事実そのものを知ろうとした。彼には、目にみえる人間の形態そのものがすべてであった。ハーヴィーは、人間の身体の形態をみたときに、ガレノス以来の学説に合点がいかないものを感じた。彼には、筋のとおった話そのものが大切であって、形態は最大の関心事ではなかった。

形態か機能かという問題は、形態そのものにこだわり、かつその形態の意味を考えはじめたときに、はじめて表にでてくる問題である。いいかえれば、ラッセルが論じるような形態学の思想は、形態学という学問が成立し、人びとが生物形態そのものを学問の対象として扱いはじめたときに、はじめて成立する問題なのである。

ヴェサリウスとハーヴィーは、形態学という学問そのものの成立にかかわった人たちである。彼らは、とりあえず眼前にある人体の構造をありのままに記載すること、血液や心臓の運動にかんする理論をなんとか人体の構造とおりあわせることで精一杯だった。彼らには、人体の形態に意味づけをする余裕などなかった。形態学という学問は、彼らが道を切り開いたあとに生まれたのである。

第四章　比較解剖学と進化論——生物科学における事実と解釈

1　動物を解剖することの意味

解剖のために人間の遺体を手に入れることは、容易なことではない。古代や中世には、解剖をして人体の構造をあきらかにすることの意義がまだ認められていなかったし、また宗教的な制約もあって、公然と人体を解剖することは許されなかった。そのような時代には、医学者は動物を解剖することで、自分たちの人体についての知識を補おうとしていた。すなわち、人間の身体と動物の身体が、基本的に同じような構造をしているということが、暗黙のうちに了解されていたのである。

人体解剖と動物解剖

古代ギリシアには、医師の始祖といわれるヒポクラテスがいる。彼の著作集とされる『ヒポクラテス全集』は、のちの人の手になる部分もあるが、一部は真筆である。ヒポクラテス自身が実際に手を下して解剖したかどうかはあきらかでないが、解剖学的な言葉がときおりちりばめられている。それらをとおして、当時の医師たちが描いていた解剖学的な概念をみることができる。古代ギリシアの医師たちは、おもに動物の解剖をしており、骨格についてだけ、人の身体を観察していたようだ。

古代ギリシアにおいて、解剖学についての知識をおおいに増やしたのは、アリストテレス（紀元前三八四―三二二）である。彼の『動物誌』、『動物部分論』、『動物発生論』という著作には、おどろくほどに精細な解剖学的知識がちりばめられている。人体についての記述もかなりみられるが、彼が解剖や実験をしたのは、おもに動物であった。古代ギリシアにおいて、公然と人体解剖を行なったといわれる人に、ヘロフィルス（紀元前三〇〇ころ）とエラシストラトス（紀元前三一五ころ―二四〇ころ）がいるが、彼らの著作は残されていない。

ヨーロッパの古代で、解剖学の発展におおいに寄与したもうひとりの人物がいる。医師のプリンス、ガレノスである。彼は、それまでの解剖学の知識を集大成し、人体各部の働きについて、綿密な理論化を行なった。とくに血管系の機能について、血液が血管のなかを循環するのではなく、潮の干満のようにいききするという説は、ハーヴィーによりただされるまで、ヨーロッパの医学界を支配した。さてそのガレノスも、解剖学の知見をヒトの遺体からではなく、サルの解剖からえていたのである。ガレノスの影響力があまりに大きかったために、のちの人たちはサルにしかみられない構造を、ヒトの解剖所見と誤解してしまったが、そのためにガレノスが虚偽の報告をしたという非難はあたらない。ガレノスが解剖することを許されたのは動物だけであり、そこから人体についての知見をえるということは、当時においては当然のことだったのである。

医学者が人体のかわりに動物体を解剖する場合には、人間と動物のあいだで、身体の構造が基本的には同じであるということが、暗黙の前提になっている。だからできるだけ人間に近い動物種を解剖する。ガレノスの場合には、サルを使った。彼は、動物の系統分類を知ってヒトに近縁のサルを材料として選んだわけではない。人間と比べたときに、サルは似ているが、イヌやブタではあまりに形がちがうということで、直感的にヒトに近縁の動物を選んだのだろう。

人体の解剖は、一三世紀にイタリアでふたたびはじめられた。ペストの流行のさいに、病気の原因をさぐるために病理解剖を行なったとか、不明の死因を追究するために法医解剖を行なったという、記録が残っている。このように実用的な目的で人体解剖が行なわれるなかで、身体のしくみを知るための解剖も行なわれるようになった。この時期にみずからの手で人体解剖を行ない、まとまった解剖学書をあらわしたのが、ボローニャ大学の解剖学者、モンディーノ・デ・ルッツィ（一二七〇—一三二六）である。モンディーノの『解剖学』は、一三一六年にできあがり、一四世紀と一五世紀の間に、手写本としてヨーロッパ各地の大学に広まっていった。そして一五世紀の末ころからは『モンディーノの解剖学』として何度も印刷・出版されている。

人体解剖にたいする制約が、モンディーノ以後になくなったわけではない。二〇〇年後のヴェサリウスでさえ、パリ時代には解剖体の入手に苦労している。しかしヴェサリウスの『ファブリカ』は、そういう状況を一変させてしまった。それ以後、人体の構造を知るためには、人体を解剖することが当然のこととなった。

現在の解剖学者も、人体の構造を知るために、もっぱら人間の身体を研究材料にしているのだろうか。じつはそうではない。一九世紀後半に光学顕微鏡の技術が進歩したこと、そして二〇世紀中頃に電子顕微鏡が登場したことにより、人体はふたたび、医学解剖学における研究材料の主役の座から転落してしまった。顕微鏡、とくに電子顕微鏡を使って身体の組織や細胞の微細構造を研究する人たちは、人体の組織を材料に使いたがらない。むしろラットやマウスのような実験動物から、材料をえるのである。

顕微鏡は、組織をつくる細胞のひとつひとつ、さらには細胞をつくる分子までも、画像としてみせてくれる。組織や細胞が細かくみえてくると、さまざまな傷もよくみえてくる。いかに生きているときに近い状態で観察するか、そのために解剖学者は組織や細胞を固定し、腐敗を防ぐさまざまな方法を開発してきた。はじめは、動物組織をアルコールやホルマリンといった固定液に浸すことが行なわれた。つぎに、死後変化がおこるまえに固定液を迅速に組織に浸透させるために、血管からの灌流が行なわれた。さらに最近では、固定液が浸透するまでの時間をも嫌って、組織を液体窒素で凍結して固定する技術も開発されている。

現代の医学解剖学者は、人間の遺体が手に入らないからではなく、人間の組織を良好な状態で固定することができないために、しかたなく動物の組織を研究材料にしているのである。

動物解剖の二つの方向

動物体を解剖するのは、このように医学の目的のために、人間のかわりとして用いられる場合だけではない。動物の身体の構造そのものを知る、すなわち動物学の目的で解剖される場合がある。医学での解剖と動物学での解剖は、いったいなにがちがうのだろうか。腎臓の微細構造の研究を例にとって考えてみよう。いっぽうは、ラットの腎臓の研究であり、もういっぽうは、両生類の一種であるアシナシイモリの腎臓の研究である。

ラットの腎臓も、アシナシイモリの腎臓も、血液から尿を濾過する糸球体と、濾過された尿を運びその間に尿の成分を調整する尿細管からできている。糸球体は、ラットでもアシナシイモリでも、毛細血管の房状のかたまりである。毛細血管の表面を足細胞というタコのような形の細胞がおおっている。毛細血管の壁は、血管の内面をおおう内皮細胞、基底膜というフェルトのような膜、そして足細胞の細かな突起の三つの層からなり、ここをとおして尿が濾過されていく。ラットの糸球体もアシナシイモリの糸球体も、基本的には同じような構造をしている。しかし細かな点をみると、両者の形のちがいは歴然としている。足細胞の形

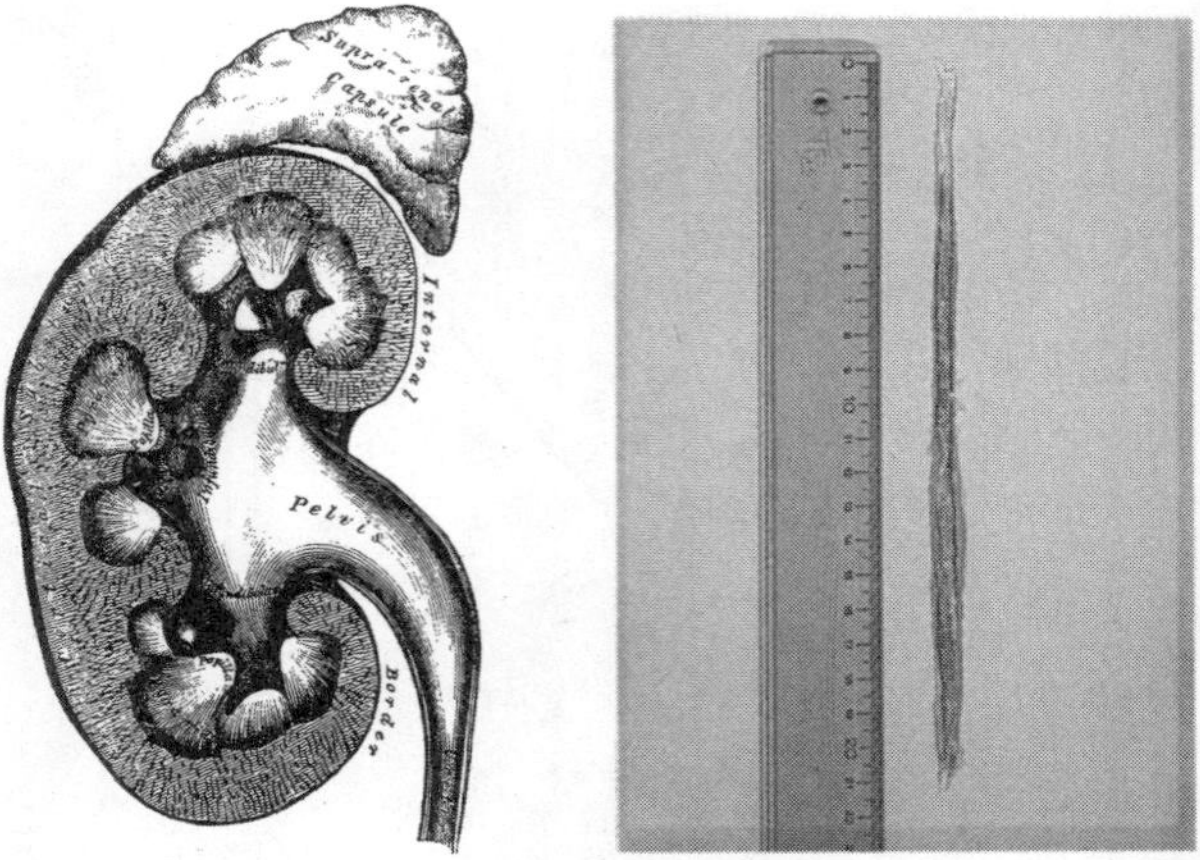

人間の腎臓の断面図（左、グレイ『解剖学』より）とアシナシイモリの腎臓の外観

がちがうし、内皮と基底膜のあいだの広がりもちがう、なによりも糸球体のおおきさがまるでちがう。ラットの糸球体は直径が一二〇―一五〇ミクロンくらいなのに、アシナシイモリでは三〇〇ミクロンほどもある。

　尿細管は、いくつかの分節にわかれ、それぞれ上皮細胞の種類が異なる。ラットでもアシナシイモリでも、近位尿細管、中間尿細管、遠位尿細管、集合管といった分節が同定されている。ラットとアシナシイモリの対応する分節は、上皮細胞の特徴が似ている。たとえば近位尿細管は、細胞の内腔側に微絨毛という細い突起がたくさん生えており、内腔に近い側の細胞質には、タンパク質などを細胞内にとり

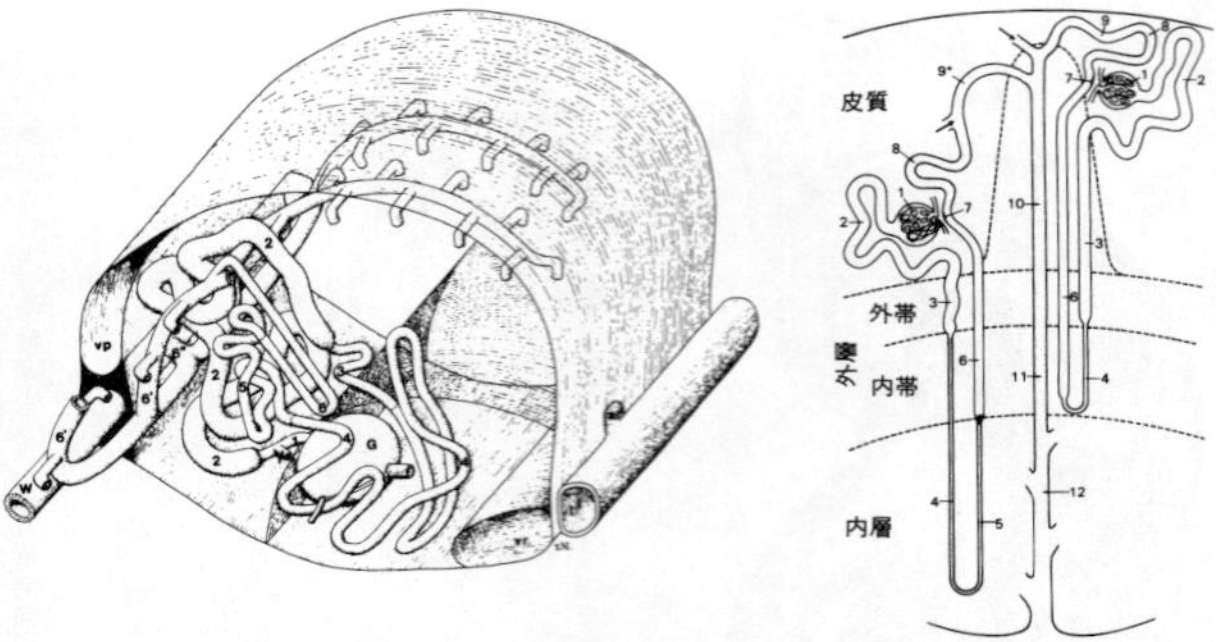

ラット（右）とアシナシイモリ（左）の腎臓の構築を示す模式図

こんで分解する装置が発達している。しかしラットとアシナシイモリの近位尿細管では、細胞の形はあきらかに異なる。

腎臓全体の構築に目を向けると、ラットとアシナシイモリでは、似た点はまったくない。ラットを含めて哺乳類の腎臓は、皮質と髄質にわかれる。そのなかで尿細管は、はじめ皮質内でぐねぐね迂曲し、髄質内を直線的に往復し、ふたたび皮質で迂曲し、最後に髄質をつらぬいて外にでるという走りかたをする。アシナシイモリの腎臓も、二つの部分にわかれるが、皮質と髄質に対応するものではない。尿細管の走りかたもまるで似ていない。

ラットの腎臓の観察は、医学の研究として通用する。人間の腎臓との構造のちがいはあまり大きくないし、人間では条件のよい試料がえられないので、かわりにラットを使ったということで、十分に通用する。しかしアシナシイモリの腎臓の観察は、医学の研究とは認められない。あくまでも両生類という特殊な動物の解剖ということになる。医学の分野で動物を解剖する場合には、その動物の構造が人間の構造に類似するということが前提になっている。動物と人間のあいだにはもちろん相違があるが、それはとりあえずたなあげにしておく。共通性のほうに着目して、動物の解剖でえられた所見が、そのまま人間にもあてはまると考えるのである。

それにたいし、動物学における解剖は、動物体の形態が種ごとにそれぞれ異なるのが前提である。ある動物でえられた所見と別の動物でえられた所見を比較し、そこから動物界における多様性について、経験的な法則を導き出すのである。これは比較という方法を中心にすえたものなので、比較解剖学とよばれる。

2　医学と比較解剖学

解剖学者にとって、比較解剖学は魅力的な分野である。われわれ人間を含め、脊椎動物の進化は、何億年というとほうもない地質学的な時間をかけておこったできごとである。その進化がどのような筋道でおこったか、またそのあいだに脊椎動物の身体がどのような変化をしてきたかを、われわれは直接観察することができない。比較解剖学は、そのような手の届かない系統進化上のできごとを、かいまみせてくれる。われわれの想像力を刺激し、さまざ

表1　著名な比較解剖学の教科書とその著者

キュヴィエ Cuvier, Georges（フランス、博物学者）
Leçon d' Anatomie comparée. 5 vols, 1800-05
メッケル Meckel, Johann Friedrich（ドイツ、解剖学者）
System der vergleichenden Anatomie. 6 vols, 1821-33
オーエン Owen, Sir Richard（イギリス、動物学者）
On the anatomy of vertebrates, 3 vols, 1866-68
ゲーゲンバウル Gegenbaur, Carl（ドイツ、解剖学者）
Vergleichende Anatomie der Wirbelthiere. 2 vols, 1898-1901
グッドリッチ Goodrich ES（イギリス、動物学者）
Studies on the structure & development of vertebrates. 2 vols. 1930
ポルトマン Portmann A（スイス、動物学者）
Einführung in die vergleichende Morphologie der Wirbeltiere. 1976
（島崎三郎訳『脊椎動物比較形態学』岩波書店）
ローマー、パーソンズ Romer AS. Parsons TS（アメリカ、古生物学者）
The vertebrate body. 1977
（平光厲司訳『脊椎動物のからだ〈その比較解剖学〉』法政大学出版局）
シュタルク Starck D（ドイツ、動物学者）
Vergleichende Anatomie der Wirbeltiere. 3 vols, 1978-82
ヤーヴィック Jarvik E（スウェーデン、古生物学者）
Basic structure and evolution of vertebrates. 2 vols, 1980

まな状況証拠のうえに、過去についてのイメージをいきいきと描いてくれるのである。

わたしもそのような魅力にひかれて、比較解剖学の研究を行ない、いくつかの論文を発表した。しかし医学部で比較解剖学の研究をすることには、どうにもいごこちの悪さを感じる。医学部の講義で、人体構造の機能的な意味や、個体発生の過程について話をすると、学生の反応はいいのだが、系統進化の話になると、学生はとたんに興味を失ってしまう。もっと直接的に、「医学部の人がなぜ動物学の研究をするのですか？」と、たずねてくる人もいる。医学と比較解剖学はおりあいが悪いのだろうか。

一九世紀初頭のキュヴィエの『比較解剖学教程』以来、比較解剖学の教科書がいくつか出版されている。そういった著名な比較解剖学の教科書を並べてみると、比較解剖学がどのような背景から研究されてきたかが、うかびあがってくる（表1）。比較解剖学の教科書を執筆した人たちの大半は、動物学者であったり、古生物学者であったりする。

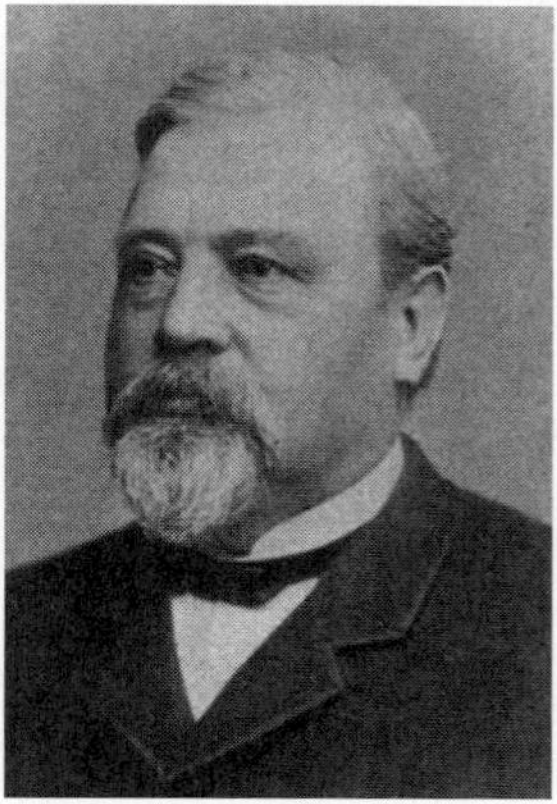
ゲーゲンバウルの肖像

ゲーゲンバウルの比較解剖学

このなかでただひとり、医学者でありながら、大部の比較解剖学書を執筆した人がいる。一九世紀末のドイツの解剖学者、カール・ゲーゲンバウル（一八二六―一九〇三）である。ゲーゲンバウルは、二九歳のときにイェナ大学の解剖学教授となり、つづいて四六歳のときにハイデルベルク大学に移り、一九〇一年までそこの解剖学教授をつとめた。彼は、『比較解剖学提要』（第二版、一八七〇）、『比較解剖学の基礎』（一八七四）によって比較解剖学者としての名声を高め、一八九二年には『人体解剖学教科書』を、そして晩年には比較解剖学の教科書としての決定版ともいわれた『脊椎動物の比較解剖学』（一八九八―一九〇一）を出版した。一八七六年に彼の創刊した『ゲーゲンバウル形態学年報』は、比較解剖学の研究論文を数多く掲載し、一九九〇年まで継続して発行されている。

ゲーゲンバウルは、医学解剖学者でありながら、いったいなぜ、比較解剖学を中心に研究活動を行なったのか、またそのようなことが許されたのだろうか。これを、彼の以上の四冊の教科書から読み解いてみよう。

ゲーゲンバウルのこれら四つの本は、いずれも総論が充実しており、しかもそろって「概念と課題」という項目から書きはじめられている（表2）。あつかう範囲や内容を論理的に明確にしておこうという、ドイツ人らしいきちょうめんな書き出しである。『比較解剖学提要』と『比較解剖学の基礎』の「概念と課題」の項目は、ほぼ同じ内容であり、ここに比較解剖学についての彼の考え方がよく表現されているので、この内容を紹介しよう。

第一節では、解剖学の位置と役割についてのべる。まず生物学は、なにを対象として扱うかによって、動物学と植物学にわかれる。動物学は、さらにいくつかの研究分野を含むが、そのうち生理学は機能を研究し、形態学は物質的な基盤を研究する。さて形態学は解剖学と発生学にわかれる。解剖学のほうは、動物の一般形態を扱う一般解剖学と、動物体の構築を扱う特殊解剖学とにわかれる。発生学のほうは、個体発生と系統発生の両方を扱うのであ

表２　ゲーゲンバウルの教科書の総論

『比較解剖学提要』（1870）
　§1-3：比較解剖学の概念と課題
　§4-8：歴史的な要約
『比較解剖学の基礎』（1878）
　§1-10：比較解剖学の概念と課題
『人体解剖学教科書』（1892）
　§1-2：概念と課題
　§3-13：歴史的な要約
　§14：人類の位置
　§15：人体解剖学の基礎
　§16-20：諸器官
『脊椎動物の比較解剖学』（1898-1901）
総論
　§1：比較解剖学の概念と課題
　§2：器官と生物
諸器官の成立と変容
　§3：適応
　§4：発生と退化—痕跡器官
　§5：諸器官の相関
　§6：分化
　§7：機能的変化
体制の保存
　§8：遺伝
　§9-10：個体の発生
　§11：新生発生
　§12：個体発生の意味
　§13：系統発生とその起源
比較とその方法（§14-16）
身体の構築について
　§17：生命のもっとも単純な形
　§18-24：原生動物の概観
　§25-26：後生動物の成立
　§27：胚葉
　§28-29：諸器官と諸組織
　§30-31：後生動物の身体の基本的な諸形態
　§32：分節性
　§33：体肢
　§34：頭
　§35-36：分類学
　§37：諸器官の区分

る。

　第二節では、解剖学の視点についてのべる。記載解剖学は、動物の形態を分析的に扱うが、比較解剖学のほうは、動物の形態を総合的に扱うので、真の学問らしい学問である。第三節では、比較解剖学の課題と方法についてのべる。比較解剖学の課題は、形態現象に説明を与えることであり、そのために比較という方法をとる。比較によって、多様な形態のなかに、均一な性質を探し求めるのである。

　ゲーゲンバウルによれば、人間や動物の身体の構造についての記載は、もちろん解剖学の研究の基礎であるが、それだけではたんなる事実の羅列にしかすぎない。比較という方法をとりいれ、その事実に説明を与えることによって、解剖学ははじめて学問としての高みに達することができるというのである。

解剖学が人間の身体の構造をあきらかにすることは、医学にとって不可欠なことである。しかし人間の身体の構造を知るということには、そういう実用的なものをこえる意味がある。人体は、われわれ人間の身体であり、その身体の構造の意味をあきらかにすることは、それ自体で重要なことである。人体の構造を他の動物と比較し、それをとおして自然界における人間の位置を究めることは、解剖学の大切な役割である。ゲーゲンバウルにおいては、人体の解剖学も、動物の解剖学も、比較解剖学をとおしてはじめて意味をもつのである。

ドイツにおける比較解剖学

しかし比較解剖学を重視し、自然界における人間の位置を究めるところに人体解剖学の目的をおくゲーゲンバウルの主張を、こんにちのわれわれが聞いても、あまり納得のできるものではない。彼の主張の意義は、彼の生きた時代、すなわち一九世紀後半という時代の文脈のなかで、はじめて理解できるのである。

比較解剖学をはじめたキュヴィエ、ジョフロアの一九世紀前半と、ゲーゲンバウルが活躍した一九世紀後半のあいだには、生物学上のおおきな事件がはさまっている。一八五九年、ダーウィンが『種の起原』を出版したのである。この本により、進化論は勝利をおさめ、人びとの世界観を大きく変えた。これ以後しだいに、自然界に生きる多様な生物は、地質学的な長い年月にわたる系統進化の果てに生じたのだということが、真実であると認められるようになってきた。

一九世紀後半というのは、ダーウィンによる進化論が、さまざまな紆余曲折をへながらも、しだいに社会的な認知を獲得していく時代である。この時期の比較解剖学は、さまざまな動物の構造をあきらかにし、その共通性や多様性にたいする説明を、生物の系統進化を前提として与えていった。

哺乳類や鳥類といった高等脊椎動物の胎児が、下等脊椎動物である魚類の成体に似ることは、早くから、発生学的な研究によってあきらかになっていた。しかし一九世紀前半の解剖学者は、高等動物と下等動物、成体と胎児のあいだの関係を、系統進化とは無関係に、たんなる経験則としてのべた。

ドイツの解剖学者メッケルは、一八一一年に、高等動物の胚と下等動物の成体のあいだに並行関係があることを証明するために、長い論文を発表した。やや遅れてフランスの解剖学者のセールも、同じことを認めた（一八二七―三〇）ので、この並行関係についての説は、メッケル‐セールの原則とよばれる。セールは、この並行関係の原因をつぎのように説明する。高等動物の器官は、最終的な形がどれほど複雑であっても、発生の最初のころには、下

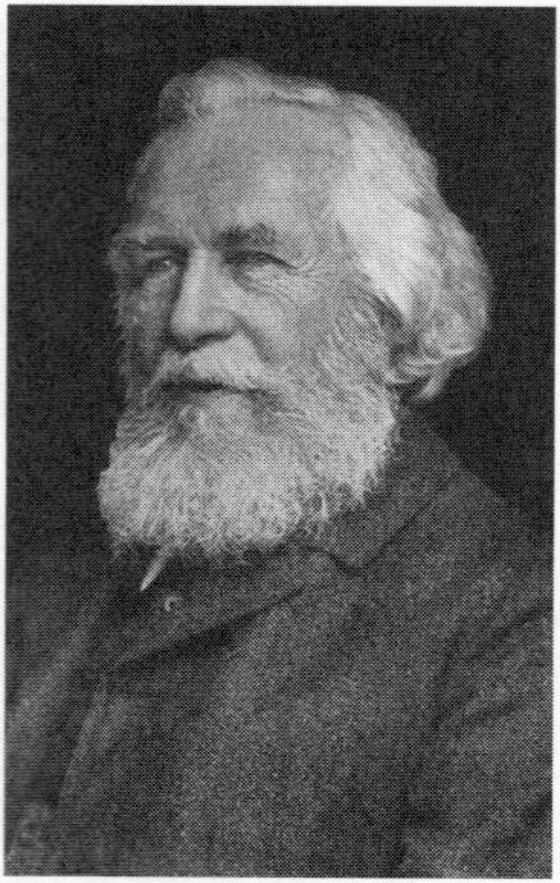
ヘッケルの肖像

等脊椎動物のような単純な形を反復する。これは、下等動物と高等動物のあいだで、器官の形成力に差があるためにおこるという。ここには、系統進化の発想は、まったくみられない。

ドイツでは発生学者のフォン・ベーアが、詳細な発生学的研究をつうじて、高等動物の胚と下等動物の成体のあいだの並行関係が、厳密にはなりたたないことを示した（一八二八）。発生過程においては、その動物群の一般的な性質が先にあらわれ、特殊な性質が後からあらわれる。そのため、異なる動物も、発生の初期にさかのぼるほど、たがいに類似するのである。これがベーアの原則である。ベーアは、一時的には系統進化を支持する見解を表明したが、晩年は、ダーウィン説にたいし反対の立場をとるようになった。

高等動物の胚と下等動物が類似する問題に、進化論的な装いを与えたのは、ドイツの動物学者ヘッケルである。彼は「個体発生は系統発生の短いすみやかな要約反復である」とのべた（一八六六）。これは生物発生原則という仰々しい名前を与えられ、それ以後の進化論的比較解剖学におおきな影響をあたえた。しかし彼は、あまりに理論化を急ぎすぎた。

ヘッケルは、いくつもの形態学理論を提唱し、それらはことごとく実を結ばなかった。「基本形態学 Promorphologie」では、生物の形態を幾何学的な図形に還元しようとくわだてた。「構築学 Tektologie」では、生物体が階層の異なる個体から構成されるとした。たとえば細胞はもっとも下の階層の個体であるという。さらに個体発生と系統発生の対応関係をもとに、原腸胚に相当する原腸動物を想定し、それがすべての後生動物の祖先であると仮定した。これらはいずれも、歴史的な理論としての意味しかない。

ゲーゲンバウルは、イェナ大学の解剖学教授時代に、ヘッケルと親交があった。ヘッケルは、イェナ大学の動物学の教授であった。ゲーゲンバウルは、ヘッケルの『生物体の一般形態学』を賞賛した。しかしゲーゲンバウルの著作は、独断的で粗削りなヘッケルの議論を修正し、比較解剖学を、実際の観察所見にもとづく正統的なものに変えていった。彼の『比較解剖学提要』は、一八七〇年に第二版がだされると、たちまち進化論的比較形態学の古典的教科書とみなされるようになった。ゲーゲンバウルは、一九〇一年にハイデルベルク大学教授をやめるまで、比較解剖学の研究を進めていった。晩年にだされた『脊椎動物の比較解剖学』は、彼の生涯の研究の集大成であり、比較解剖学という学問領域全体の見取図を与えるものであった。

ゲーゲンバウルは偉大な比較解剖学者であった。しかし彼のその偉大な業績そのものが、ドイツにおけるその後の比較解剖学の息の根をとめてしまったのである。ゲーゲンバウル以後に、比較解剖学はしだいに細分化の方向に向かう。脊椎動物の比較解剖学の全体を見渡せる解剖学者は、もはやいなくなってしまった。一九三一―三九年に、ボルクらの編集によって、全六巻からなる膨大な比較解剖学の叢書『脊椎動物比較解剖学全書』が出版された。これは当時の比較解剖学研究の集大成として、意図されたものであった。しかしできあがったものは、玉石混淆の巨大建造物であり、比較解剖学についての一貫した思想を、もはやそこに認めることはできない。

ドイツの比較解剖学は、ゲーゲンバウルをもってその歴史的な使命を終えてしまった。比較解剖学を支えていた命題「自然界における人間の位置を知る」は、もはやこんにちでは重要な問題ではない。比較解剖学の研究が、現在の医学からあまり歓迎されないのも、当然のことなのかもしれない。

ドイツ以外の比較解剖学

ヨーロッパの他の国やアメリカでは、比較解剖学は、解剖学そのものからではなく、博物学や古生物学の方向から研究され、論じられた。これらの国の比較解剖学者の活躍の場は、大学よりもむしろ博物館が中心であった。

アメリカの比較解剖学をおこしたのは、スイス生まれのアガシ（一八〇七―七三）である。彼ははじめドイツで医学をおさめ、のちにパリでキュヴィエの感化を受けて魚類の研究を行ない、一八三二年のキュヴィエの没後は、キュヴィエ派の比較解剖学の代表者とみなされた。一八四六年に招かれてアメリカに移り、ハーバード大学教授となり、一八五九年にそこに比較動物学博物館を創設した。一九世紀後半には、マーシュ（一八三一—九九）やコープ（一八四〇—九七）といった人たちが、アメリカ西部に眠る膨大な脊椎動物化石を発掘し、古生物学をおおいに発展させた。『脊椎動物のからだ』という比較解剖学の教科書で有名なローマー（一八九四—一九七三）は、古生物学者であり、ハーバード大学の比較動物学博物館の館長でもあった。

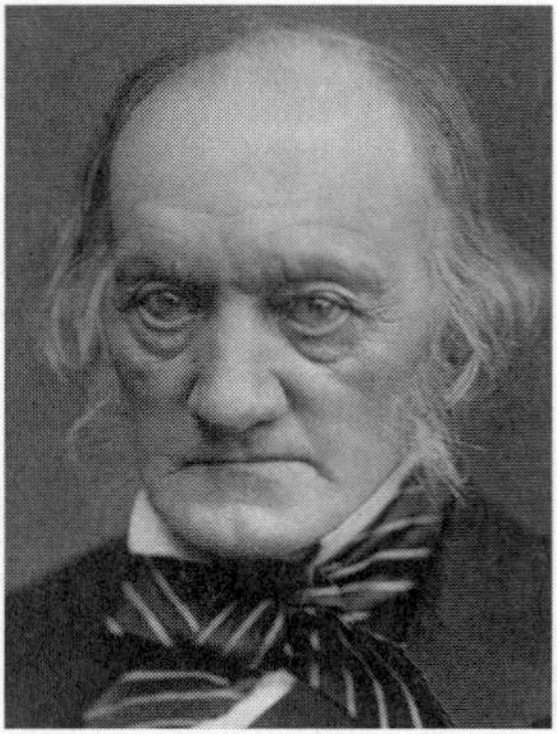
オーエンの肖像

イギリスの比較解剖学はオーエン（一八〇四—九二）によってはじまる。彼ははじめエジンバラで医学を学び、外科学の教授職を務めたが、キュヴィエの影響を受けて比較解剖学の研究に関心をもち、いくつもの業績をあげた。一八五八年には大英博物館の自然誌博物館の館長となり、三巻からなる『脊椎動物の解剖について』（一八六六—六八）を出版している。オーエンの比較解剖学は、キュヴィエの目的論とジョフロアの先験論を融和させようという、折衷的な性格をもつものであった。オーエンの比較解剖学は、ダーウィンが進化論を構築するさいにおおきな影響を与えた。しかしオーエン自身は、進化の可能性そのものは認めたものの、ダーウィンの自然選択による進化説には痛烈に反対した。二〇世紀に入ると、グッドリッチ（一八六八—一九四六）が、二巻からなる『脊椎動物の構造と発生についての研究』を、一九三〇年に出版している。この本は、解剖学がふくむ多くの問題について、示唆にとむ議論を展開しており、いまだに魅力を失わない。

北欧では、ステンシオが、化石魚類についての研究を地道に続けてきた。彼の弟子であるヤーヴィックは、その化石魚類についての研究をもとにして、二巻からなる『脊椎動物の基本的構造と進化』を一九八〇年に出版し、そのなかで、きわめてユニークな系統進化史を展開している。

日本における比較解剖学

日本の比較解剖学は、ドイツの影響を強く受けている。ゲーゲンバウルの退職後、その後任としてハイデルベルク大学の解剖学教授になったのは、フュールブリンガーである。彼もまた比較解剖学で著名な人物である。ハイデルベルクは、なおもドイツにおける比較解剖学研究の中心であった。ひとりの日本人が、このころハイデルベルク大学の解剖学教室に留学し、比較解剖学の研鑽をつんだ。のちに東京帝国大学の解剖学教授となった西成甫《にしせいほ》である。西はドイツ留学から帰ったのち、日本にドイツ流の比較解剖学をもたらした。

日本における比較解剖学は、西成甫の伝統を受けついでいる。日本語で書かれたただひとつの比較解剖学の成書である『比較解剖学』は、西があらわしている。西はまた、ボルクら編の『脊椎動物比較解剖学全書』のなかで、固有背筋の項目を執筆している。西の影響を受けて比較解剖学をこころざした解剖学者は少なくない。小川鼎三、浦良治、三木成夫など、比較解剖学に関心をもった解剖学者は、なんらかのかたちで東京大学にゆかりがある。

アメリカやヨーロッパでは、肉眼解剖学の研究はほとんど滅びてしまった。しかし日本では、いまだにすくなからぬ解剖学者が、地道に肉眼解剖の研究を続けている。日本の肉眼解剖の研究には、比較解剖学の影響が色濃くみられる。ゲーゲンバウルの衣鉢を受け継ぐフュールブリンガーに、西がハイデルベルクではじめて出会ったときの感激が、日本の比較解剖学、そして肉眼解剖学にまだ息づいているのかもしれない。彼はその感激を、日記にこうあらわしている。

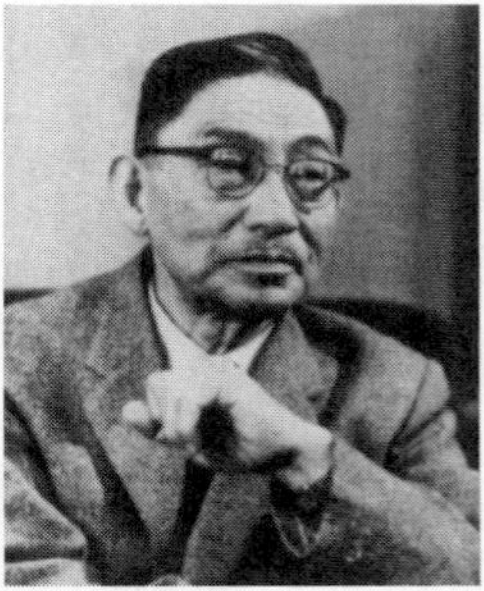
西成甫の肖像

明治四十五年二月十二日＝雨、晴、既に先週から今日は教室を訪問しようと決心した。朝来雨であったが昼頃晴れた。三時頃訪問したらよかろうとチ夫人の忠告で出掛けた。ハウプトストラーセを二町程行ってブルンネンガッセを左に曲って二十間程行くと右側に鉄

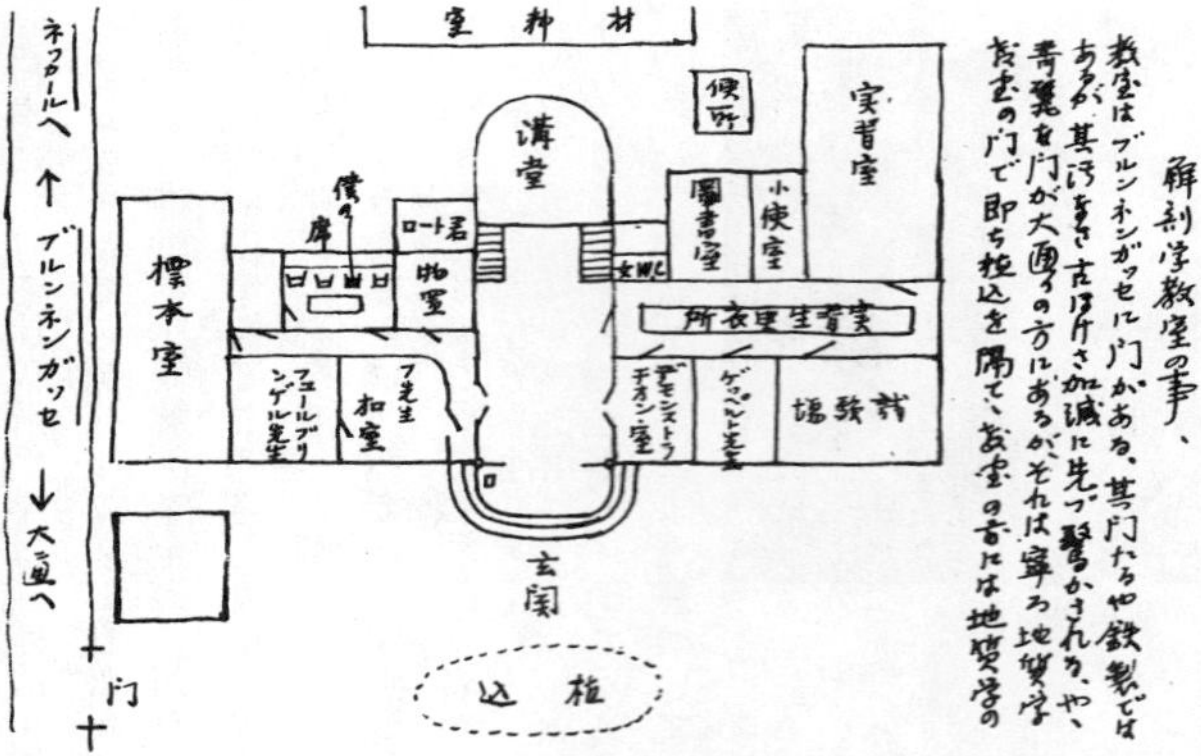

1912年ごろのハイデルベルク大学解剖学教室のようすを記した西の手記の第1頁

の門がある、それを這入って三十間程も左の方に行くとそこが解剖学教室である。二階建の古ぼけた建物、助手を通じてフュールブリンガー先生に面会を求めると「先生の面会時間は五―六時」との事、やむを得ずひとまず帰宅し五時頃更に訪問して、先生に面会をすることを得た。先生は親切に握手を求めながら椅子を勧めて二三談話の後僕の研究を快諾せられ尚明日にも手紙をやるから其時来たれとの事にそこを辞し更にゲッペルト先生に面会して尚研究の快諾を得帰宅した。今日は実に僕の解剖学者としての紀元とも見るべき日である。茲に先生の小肖を得て永く紀念とす。

3　解剖学と進化論の関係

現代の比較解剖学は、進化論から切り離して考えることはできない。比較解剖学がとりあつかう動物の構造の多様性が、どこから由来したかについて、系統進化以外の説明がありえるとは、ふつうは考えない。そして比較解剖学がときあかしてきた動物構造についてのさまざまの事実は、進化論を支持するもっとも基本的な証拠のひとつであると考えられている。

しかし歴史的にみれば、比較解剖学と進化論は、このように密接な関係にはなかった。比較解剖学者は、かならずしも進化論を支持したわけではないし、進化論をめぐる論争では、比較解剖学の証拠が議論の焦点になったわけではない。比較解剖学と進化論の関係は、どのようなものだったのだろうか。

比較解剖学が進化論から得たもの

近代的な比較解剖学の幕をひらいた、キュヴィエとジョフロアは、ダーウィンが『種の起原』によって進化論を定着させる以前の人びとである。彼らを含め初期の比較解剖学は、進化論を前提としていなかった。これら初期の比較解剖学者の活躍には、めざましいものがある。メッケルは、高等動物の胚と下等動物の成体の状態が類似することを発見し、さらに身体のなかで部分が系列的に反復するという説や、頭蓋が椎骨の変形したものであるという説を提唱した。フォン・ベーアは、個体発生の過程をくわしく研究して、胚葉形成、組織学的分化、形態形成という段階を区別し、発生学の創設者とみなされている。ラトケは、哺乳類の胚で鰓弓を発見した。ライヘルトは、哺乳類の三つの耳小骨のうちのツチ骨とキヌタ骨のあいだの関節が、爬虫類の顎関節に対応するという説の基礎を築いた。ケリカーは、膜性骨と軟骨性骨が組織学的にも形態学的にも相違することを論証している。

一九世紀のなかごろに、ダーウィンが進化論を定着させ、さらに顕微鏡技術の進歩によってシュライデンとシュヴァンの細胞説が認知されて、生物学はおおきく変貌する。ゲーゲンバウルらによる一九世紀後半の比較解剖学は、進化論や細胞説をとりいれて洗練されたものになっているが、主要な概念や枠組みは、一九世紀前半のものをそのまま受け継いでいる。やや意外なことかもしれないが、比較解剖学の基本的な枠組みそのものは、ダーウィン以前に、進化論とは無関係に築かれたのである。

もちろん、比較解剖学が、進化論から得たものもある。それは、観察した所見や、そこから導き出した経験則にたいする、穏当な意味づけである。

進化論以前の比較解剖学の大立者は、キュヴィエとジョフロアである。二人は、それぞれ目的論と先験論の立場にたち、激烈な論争をたたかわせた。二人はそれぞれ相手を容赦なく攻撃し、かたくなに妥協をこばんだ。勝利の栄冠は、キュヴィエの側にも、ジョフロアの側にも、輝くことはなかった。この論争に決着がつかずに終ったのは、けだし当然のことである。この論争では、観察しうる事実がどうなっているかが争点になったのではない。彼らが争ったのは、事実をどのような立場から意味づけるかであった。

ダーウィンにより進化論が定着して以来、動物の形態を目的論の視点からだけみることも、先験論の視点からだけみることも、意味を失ってしまった。動物の多様な形態は、機能という目的だけで決まっているのでもなければ、先験的な枠組みだけで決まっているのでもない。系統進化の道筋において、それぞれに環境に適応しながら生じてきたものであると解釈されるようになった。

自然科学における事実と解釈

比較解剖学を「比較」の部分と「解剖学」の部分にわけて考えてみよう。「解剖学」の部分は、基本的に動物形態の自然誌である。自然界に生きる多様な動物の形態を記載することが、ほんらいの仕事である。自然誌のあとに、自然科学がはじまり、記載された自然界の事物についての説明が与えられる。「比較」の部分は、解剖学的な記載に解釈を加え、自然誌としての解剖学を、自然科学にひきあげようという営みである。キュヴィエの目的論や、ジョフロアの先験論は、「比較」の部分に含まれる、解剖学的な事実についての解釈なのである。

「解釈学」という自然誌が記載するのは、生の自然そのものである。記載された自然界の事実は、科学が発展し、科学者の解釈が変わっても、そのまま生き続ける。ただしどの事実をとりだしてくるかという点には、解釈の入る余地がある。キュヴィエとジョフロアは、自説を擁護するために、それぞれ別の事実をもちだしてくる。だから、どういった解剖学の記載も、完全に中立に行なわれているわけではないのだけれども、記載されたことがらそのものは、事実として生き残りうるのである。

それにたいして、「比較」の部分で行なわれるような解釈や説明は、記載されたものに意味を与えてくれる。記載された自然界の事物は、意味づけをされることによって、無味乾燥な事実の羅列から、構造をもったひとつの世界に変貌するのである。しかし解釈や説明は、時代によって変わるし、人によっても異なる。アカデミー論争のような激しい対立は、「解剖学」の記載するような事実そのものについておこるのではなく、「比較」が加えるような解釈の部分をめぐっておこるのである。

自然界のなかに観察された事実そのものと、人間がそれに加えた解釈の区別は、自然科学においては、とくに明確に意識する必要がある。事実と解釈を混同しては、自然科学の議論は不毛のものになってしまう。自然科学の論文の形式については、書きたいことがじゅうぶんに書けないといった批判も耳にするが、事実と解釈の区別を明確に意識させるという点ですぐれたものであると、私は思っている。

現在の生物関係の自然科学の論文は、どの分野でもほぼ形式が決まっている。表題と著者名、さらに論文全体の要旨が、冒頭におかれ、そのあとに本文がつづく。本文は、①序論、②材料と方法、③結果、④考察、という四つの項目からなるのが通例である。

①序論では、この研究テーマをめぐるこれまでの研究状況や、この研究をはじめた理由をのべる。この研究論文がどのような意味をもつかを説明して、読者を論文にひきつけるのである。

②材料と方法では、この研究では、どのような実験材料をつかい、どのような実験方法によって結果を得たかをのべる。これを読んだ別の研究者が、同じ実験を繰り返して同じ結果が得られるかどうか確かめられるように、手掛かりを与えるのである。もしこの研究論文で記述された実験結果が、別の研究者によっても再現可能なものでなければ、研究自体の信頼性が疑われてしまうのである。

③結果では、実験の結果や観察された所見だけを、研究者の判断をまじえずに客観的に記載する。どういう実験を行ない、どういう所見を選びだしたかには、すでに研究者の主観が反映されているので、結果を厳密な意味で客観的に記載することは、不可能かもしれない。しかしその結果の記載を、どれほど禁欲的に、しかもわかりやすく書けるかによって、解剖学の論文のよしあしが決まってくる。著者の主張が前面にでてくるようでは、研究の客観性が疑われる。

④考察では、今回の研究結果の意義を、他の人たちの研究業績を引用しながら、読者に訴える。たんに自分の研究結果をアピールするだけでなく、その研究領域にどれほど精通しているか、またそのなかで自分の研究結果を客観的に位置づけているかどうかが、問われる。以上の本文のほかに、その内容を裏づけたり、理解を助けるために、図表とその説明が添えられる。また本文につづいて、序論や考察で引用した文献の一覧がつけられる。

現在の医学・生物学の研究論文は、このようにしてできあがっている。この形式がいつごろ成立したのか、わからないが、これはきわめてよくできた形式である。著者ののべたいことのうち、客観的な事実は②材料と方法、③結果、の二つの項目に、そして著者の解釈は①序論、④考察、の二つの項目にあつめられ、みごとに分離されている。読者は、自分の知りたい内容が書かれている場所を、容易に捜しあてることができる。著者にとっては、この形式にあわせて書くには、若干の熟練をようするが、逆にこの形式にあわせることで、自分の考えの筋道も整理できる。一九世紀後半の研究論文は、このような項目立てがなく、だらだらと書き流されているが、それを読んでみると、現在の論文の形式のありがたさがわかるだろう。

『種の起原』における事実と解釈

進化論は、ダーウィン以前にもさまざまな人たちによって主張された。しかしダーウィン以前の進化論者は、系統進化が実際に地球上におこった過程であるということを、一般に認知させることができなかった。ダーウィンのみがそれに成功した。

ダーウィンが『種の起原』を執筆した動機は、生物の系統進化を一般の人びとに認知させることであった。彼は、生物が系統進化をしたにちがいないという確信を、みずからが行なった博物学的な観察をつうじて得た。とくに重要な体験は、一八三一―三六年のビーグル号による航海であった。この事情を、ダーウィンは自伝にこう書いている。

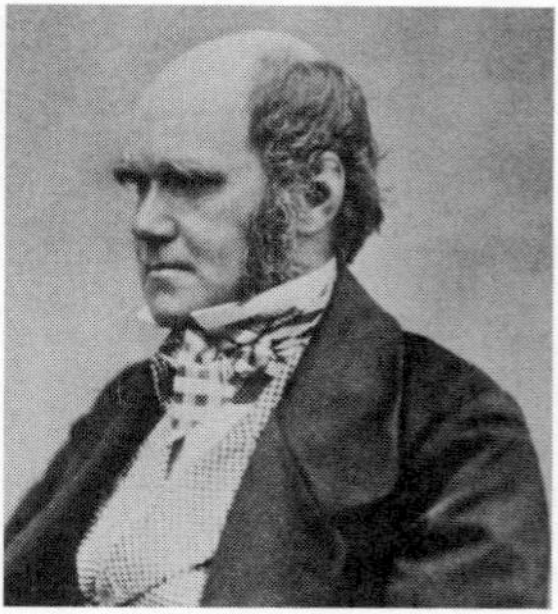
ダーウィンの肖像

ビーグル号の航海のあいだ、現生のアルマジロに似て、全身に甲皮をかぶった大きな動物の化石をパンパの地層のなかに発見したこと、第二に、その大陸を南下するにしたがって、きわめて近似する動物がたがいに交代している状態、第三に、ガラパゴス群島の生物の大部分が南米のものに似ていること、とくに群島の各島は、いずれも地質学上ではきわめて古いものとは思われないのに、各島の生物のあいだに、多少の相違を示しているようすは、深く私の心を動かした。

これらの事実、ならびに他の多くの事実は、種はしだいに変化するものであると想定しなければ説明

ができないことは、あきらかであった。そしてこの問題は、いつも私につきまとった。（小泉丹訳に加筆）

しかしダーウィンは『種の起原』のなかで、自分の博物学的な観察を事実として記述し、生物の系統進化についての確信を解釈としてのべるという展開をしていない。もしダーウィンが、そのようなナイーヴな書き方をしていたら、『種の起原』は成功しなかったろう。自然界はさまざまな事実を含んでいる。系統進化を主張しようと思えば、都合のよい事実を博物学的な観察からいくらでも集めることができるし、反対しようと思えば、それに沿う事実をいくつも拾い出すことができる。博物学的観察に基づく系統進化の主張と反論は、アカデミー論争のような水掛け論になるにちがいないのである。

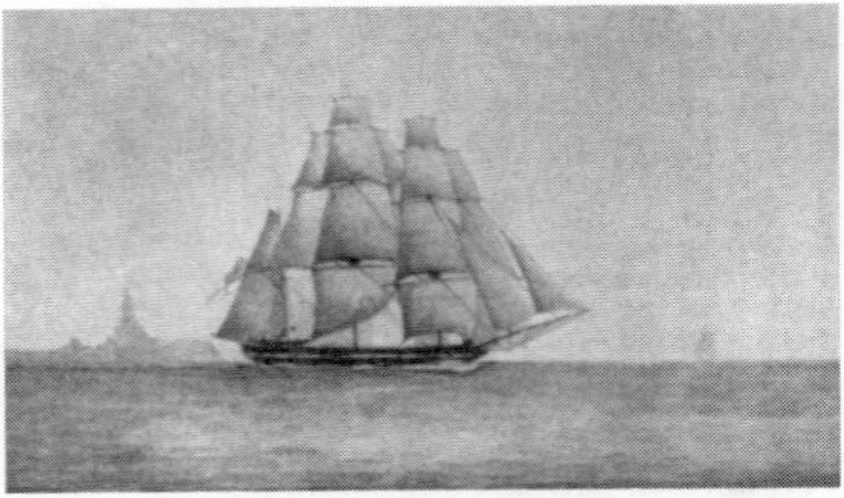
ビーグル号

系統進化は、あくまでも生物の多様性という事実を説明するための仮説である。しかしその一方で、キリスト教の天地創造説を否定し、動物にたいする人間の優越的な位置を否定する。進化論は、社会的な影響力が大きく、心理的にも抵抗感のある仮説であった。たとえどれほど筋のよいものであっても、水掛け論にしかならないような形で展開すれば、受け入れ

表3　『種の起原』の目次

第1章	飼育栽培のもとでの変異
第2章	自然のもとでの変異
第3章	生存競争
第4章	自然選択
第5章	変異の法則
第6章	学説の難点
第7章	本能
第8章	雑種
第9章	地質学的記録の不完全について
第10章	生物の地質学的変遷について
第11章	地理的分布
第12章	地理的分布（続）
第13章	生物の相互類縁、形態学、発生学、痕跡器官、
第14章	要約と結論

られずに終るに決まっている。それがまさに、ダーウィン以前の進化論であった。

ダーウィンは、進化論を展開するのに慎重であった。ビーグル号の航海から帰ってから、『種の起原』を出版するまでに、二〇年以上もかかっている。その間にダーウィンは、進化論という仮説を認知させるための方策をねる。ダーウィンの自伝には、『種の起原』を構想するまでの契機として、つぎのようなものをあげてある。第一に、熟練した飼育家や園芸家との談話をつうじて、動植物の有益な種類をつくりあげるために、選択（淘汰）が重要であることを知った。第二に、マルサスの『人口論』を読み、それをヒントとして、自然界の動植物のあいだにも生存のための闘争を認めた。第三に、同一の根幹から由来した生物が変化すると、その性質が多型にわかれることに、とつぜん気づいたことである。

ダーウィンは、生物界の多様性という博物学的な事実を列挙するのではなく、系統進化を可能にする機構を論じることこそ、系統進化を認知させるための最良の方法だと考えたのである。そしてダーウィンの考案した進化機構論こそが、自然選択説であった。じっさい、一四章からなる『種の起原』の最初の六章は、もっぱら自然選択説の論証にあてられている(表3)。わずかに第一三章だけが、分類、形態学、発生学といった、生物界の多様性をあつかっている。

ダーウィンの進化論は、ほんらい、生物界の多様性の由来をもっともよく説明する仮説として、系統進化を主張するものであった。しかし『種の起原』のなかでは、その系統進化の仮説を社会的に認知させるための方策として、自然選択説という別の仮説を主張したのであった。この方策が、『種の起原』を成功させた理由である。

しかしそれと同時に、ダーウィンのこの方策は、その後の進化をめぐる議論を変質させてしまった。池田清彦によれば、進化という理論は、はじめ生物の多様性の説明原理として構想されたが、現在の正統的な進化論では、進化要因論が説明できる現象だけを進化とみなし、それ以外の事象を切り捨てることにより矮小化しているという。この矮小化の種は、ダーウィンの『種の起原』によってまかれたのだと、わたしは考えている。

第五章　生物形態の意味（二）――顕微解剖学と物質論

1　顕微鏡技術の進歩と顕微解剖学の発展

動物の形態の見方をめぐるラッセルの三つの形態学思想のうち、機能論と先験論の立場については、すでに第三章で論じた。第三の形態学思想である物質論についてのべるまえに、まず顕微鏡による動物形態の研究についてふれておきたい。顕微解剖学そのものは、動物形態についてかならずしも物質論的な見方をするわけではない。しかし顕微鏡による解剖学があきらかにしてきた生物組織や細胞の構造についての知見によって、肉眼解剖学的な構造を物質論的に解釈する可能性が大きく広がったのである。

顕微鏡の発明と初期の研究

顕微鏡は、一五九〇年ごろに、オランダのヤンセン親子によって発明されたといわれる。この最初の顕微鏡がどのような構造のものであったかはわからないが、その後一〇〇年ほどのあいだ、虫めがねのような単純な顕微鏡をつかって、さまざまな生物構造が観察された。

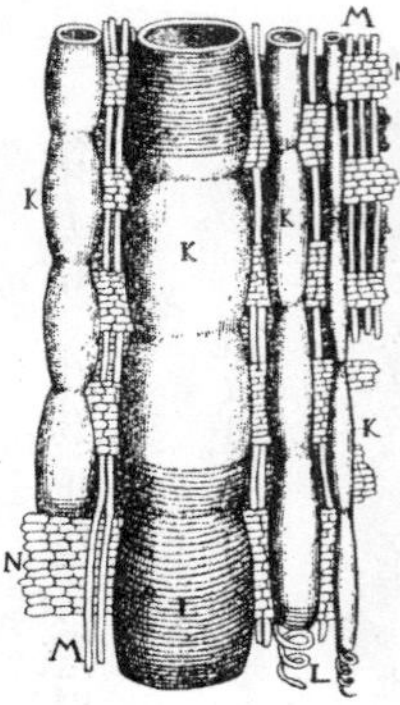

マルピーギの描いた植物の構造

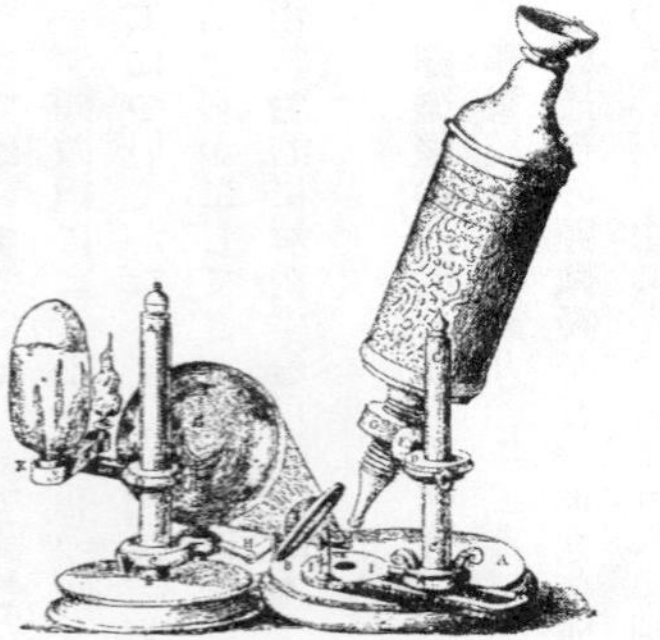

フックの用いた顕微鏡

その代表的な研究者としては、イタリアのマルピーギ（一六二八―九四）、イギリスのフック（一六三五―一七〇三）、オランダのレーウェンフック（一六三二―一七二三）とスワンメルダム（一六三七―八〇）らがいる。

　マルピーギは肺の微細構造を記載し、毛細血管を発見した（一六六一）。この発見により、ハーヴィーの血液循環の原理が、完成されたことになる。彼はまた『内臓の構造』（一六六六）で、脾臓、腎臓、肝臓および脳の皮質を組織学的に記載した。腎臓の濾過装置である腎小体は、彼の名前をつけて、マルピーギ小体とよばれる。さらに『植物の解剖』（一六七五）により、植物生理学の基礎を築いた。

　フックは、顕微鏡学者としてだけでなく、物理学者、天文学者としてもしられる。彼は『ミクログラフィア』（一六六五）のなかで、コル

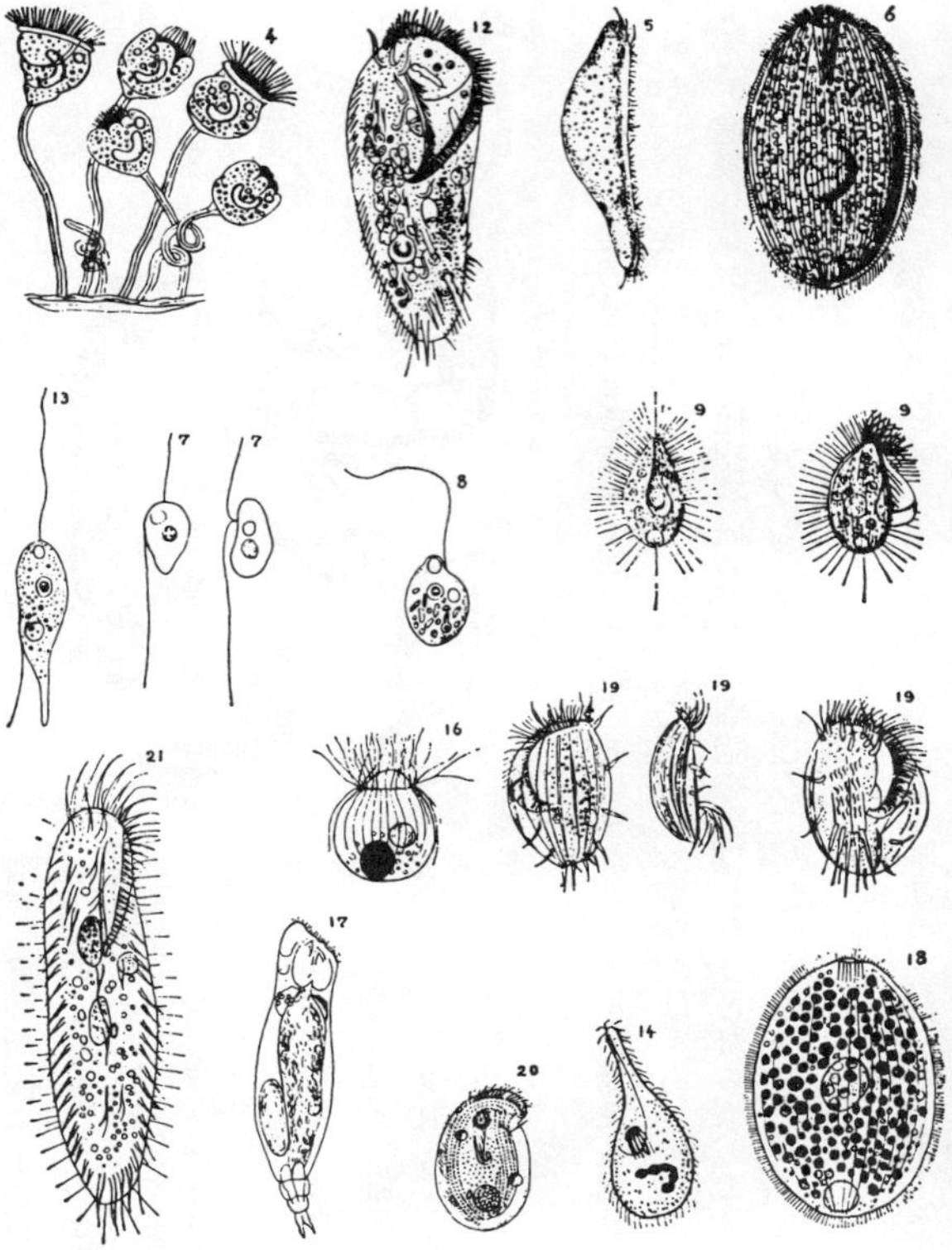

レーウェンフックの描いた滴虫類

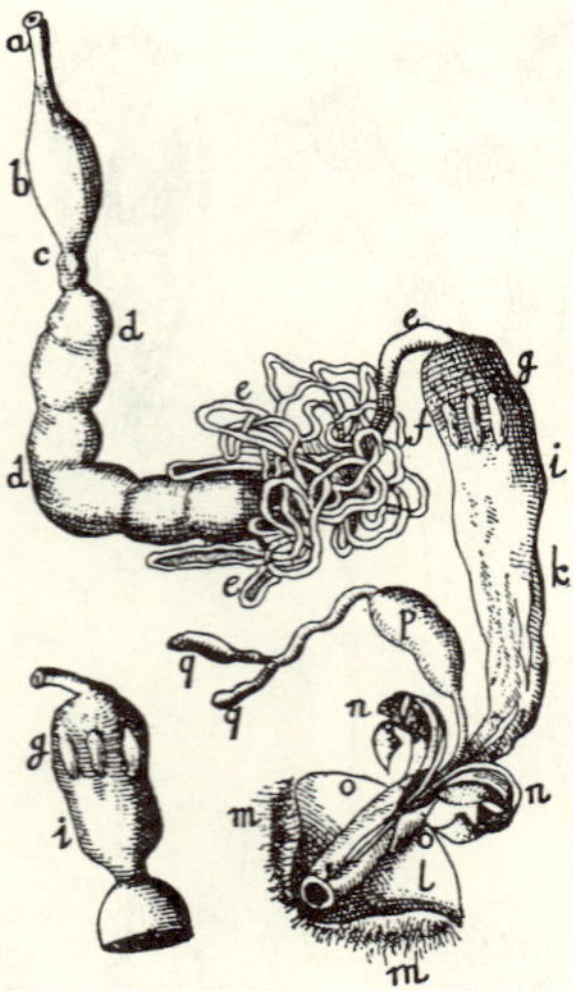

スワンメルダムの描いたミツバチの腸管

クの断面に小さな穴（cell）が多数あいているのをみつけ、細胞の発見者とされている。

　レーウェンフックは、顕微鏡をつかってほとんど手あたり次第に観察をして、赤血球、原生動物、動物の精子、細菌、筋肉の横紋や昆虫の複眼などを発見している。

　スワンメルダムは、昆虫の変態を研究し、カタツムリや昆虫などの動物を、おどろくほどこまかく解剖した。彼はまた、カエルの発生も記載した。

　しかしその後、顕微鏡の技術も、顕微鏡を用いた解剖学的研究も、一八世紀をつうじてほとんど進歩しなかった。植物組織のなかに細胞を発見したひとたちは、これが生きている独立の構造単位だとは考えなかった。細胞はむしろ、たがいに融合して細胞壁を道管や師管として残すための構造としてとらえられていた。

　光学顕微鏡の技術は、一九世紀になって徐々に、そして一八五〇年代以後になって飛躍的に進歩する。その進歩の背景には、もちろん一般的な工業技術の進歩があるが、それ以上に重要な要素は、人間や動物の身体が意味のある構造を含むという理解と、それを顕微鏡でみつけることができるという期待である。細胞を生命の基本的な単位であるとするシュライデン－シュヴァン説が、一八三八—三九年に、そして最初の体系的な組織学の教科書であるケリカーの『組織学全書』が、一八五二年に出版されている。これを境として、解剖学は顕微解剖学の時代へと突入していくのである。

光学顕微鏡技術の進歩

光学顕微鏡そのものは、一九世紀後半に、大いに性能を向上させた。その顕微鏡の性能向上の最大の功労者は、ドイツの顕微鏡製作者のカール・ツァイスである。彼は、イェナ大学の細胞学者のシュライデンから要請を受けて、顕微鏡の改良に精力を傾けた。ツァイスは試行錯誤を繰り返して、あるていど顕微鏡を改良することができたが、どうしても性能に満足できなかった。彼は、物理学者のアッベに、光学顕微鏡の解像度についての研究を依頼した。アッベの理論的計算に基づいて設計され、飛躍的に性能を高めた顕微鏡は、一八七二年に発売され、きわめて高い評価をうけた。ツァイスが創設した工場は、光学機械メーカーとして現在も存続し、優秀な顕微鏡を、製造し続けている。

また光学顕微鏡の周辺技術も、一八五〇年をすぎてから、急速に進歩しはじめる（表4）。まず一八六〇年前後にカルミン、ヘマトキシリンという色素が導入され、染色法が改

表4　光学顕微鏡技術の歴史

1590頃	顕微鏡の発明（Jansen父子）
1825	凍結切片法（Raspail）
1858	カルミンで組織切片の染色（Gerlach）
1862	ヘマトキシリンで組織切片の染色（Waldeyer）
1869	パラフィン包埋法（ドイツのKlebs）
1879	セロイジン包埋法（フランスのDuval）
1893	ホルマリンによる組織標本の固定（Blum）
1897	ブアン液（Bouin）
1904	ヘリー液（Helly）
1904	顕微鏡の解像度についての理論（Abbe）
1915	アザン染色（Heidenhain）
1929-38	マッソン-ゴールドナー染色（Masson, 1929; Goldner, 1938）

善される。つづいて一八六九年には、画期的なパラフィン包埋法が開発される。さらに一八九三年にホルマリンが導入されて、組織標本の固定は格段に改善される。顕微鏡の性能の向上をうけて、新しい固定液や染色法がつぎつぎと開発され、顕微鏡技術は怒濤のように進歩する。現代の光学顕微鏡学者に親しみのある技術は、これ以後につぎつぎと開発されていった。

光学顕微鏡を中心とした組織学は、新しい技術開発によって、つぎつぎと新しい所見を生みだしていった。しかし、組織学の枠組みそのものは、ケリカーが一八五〇年代につくりあげて以来、大きく変えられたものはなかった。

この顕微鏡技術がもたらした、新しい研究の時代について、ラッセルはやや皮肉っぽくこうのべている。

一八六五年から一八八五年までの時期は、形態学の第二思弁期ないし第二先験論期と呼んでいいだろう。そして［一九世紀前半の］第一の先験論期との違いは、積極的に達成したものが非常に多いということだけである。覚えておくべきは、第二の時期の著者たち（少なくともこの時期の終りの頃）は、装置と技術の上で、先駆者たちよりはるかに有利であった。彼らは、大学町や海辺に、適当な研究室をもっていた。彼らは、完璧な顕微鏡や薄切機が自由に使えた。限りない種類の染色や反応を含む顕微解剖学の新しい技術のすべてによって、第一の時期のフォン・ベーアやミュラーが何週間もの苦心の末に発見したものを、第二の時期の初心者が一日で確かめることができるようになった。しかし研究方法の発展がもたらした形態学の民主化は、詳細で愚鈍な仕事という醜悪な遺産を残すことにより、技術的進歩だけが可能にした偉大な真の進歩を割引いた。（坂井建雄訳）

電子顕微鏡技術の登場

顕微鏡技術は飛躍的に進歩したが、顕微鏡学者はその解像度に満足しなかった。光学顕微鏡では、どうやっても〇・五ミクロン程度のものまでしか識別できない。どんなに薄い切片をつくっても、どんなに優秀なレンズを用いても、これ以上の解像力は得られない。光の波長のほぼ三分の二が、理論的な解像力になっているからである。

細胞の大きさは、数ミクロンほどである。光学顕微鏡の解像力でも、細胞の外形や核のようすはわかる。しかし細胞内の小器官のくわしいようすや、それらをつくる分子については、光学顕微鏡はほとんど情報を与えてくれない。この光学顕微鏡の解像力の限界を打ち破るためにつくられたのが、電子顕微鏡である。

電子顕微鏡は、一九三八年にドイツのジーメンス社により完成された。開発したのは、ルスカ（一九〇六—八八）であった。一九四〇年には、アメリカでも電子顕微鏡が開発、発売された。

しかし電子顕微鏡による生物組織の研究が本格化するのは、一九五〇年代以後である。アメリカのロックフェラー研究所とスウェーデンのカロリンスカ研究所が、この当時の電子顕微鏡研究の中心であった。

生物試料を電子顕微鏡で観察するための、固定、包埋、薄切の方法がつぎつぎに開発された。厚板ガラスからガラスナイフを作成する方法、包埋用の樹脂としてはまずメタクリル酸、ついでエポンが開発された。切片の電子染色法、グルタルアルデヒドによる固定法が開発され、電子顕微鏡の基本的な周辺技術が完成するのは、一九六〇年代になってからである。

電子顕微鏡は、原理的には、細胞をつくる分子や原子までも楽々とみることができる。しかし実際には、標本の作成法による制約で、内部構造のわからない生物構造はいくつもある。アルデヒドによる固定で、本来の構造が壊れていないだろうか。染色液の重金属がついたところが、本来の構造なのだろうか。さらに約〇・〇五ミクロンという切片の厚さも、電子顕微鏡の解像力を制限している要因のひとつである。現在の顕微鏡学者は、こういった制約を克服し、電子顕微鏡のもつ性能を十分に発揮させるために、標本作成法を改良しつづけている。

顕微鏡技術のさまざまな発展

光学顕微鏡から電子顕微鏡へという発展以外にも、顕微鏡にはさまざまの種類のものが開発され、解剖学の研究に用いられている。透明な組織を染色しないままで観察するために、組織内のわずかな屈折率の差を明暗の差に変える位相差顕微鏡が開発された。また蛍光物質の局在を観察できる蛍光顕微鏡がつくられた。電子顕微鏡としては、電子のルーペともいえる走査電子顕微鏡が開発されている。また最近の進歩としては、蛍光を励起するためのレーザー光の焦点を一平面に限局することのできる共焦点レーザー顕微鏡がある。

顕微鏡技術は、さらに別の方向へも進歩している。ただたんに構造を形としてみるだけでなく、構造のなかにある物質を同定する技術がある。なんらかの化学反応を利用するものは、組織化学とよばれ、放射性の同位体を用いるものは、オートラジオグラフィーとよばれる。初期の組織化学は、酵素反応を利用して、発色させるものであったが、近年は、目的とする物質に特異的に反応する抗体をつかう、免疫組織化学がさかんである。さらに最近は、

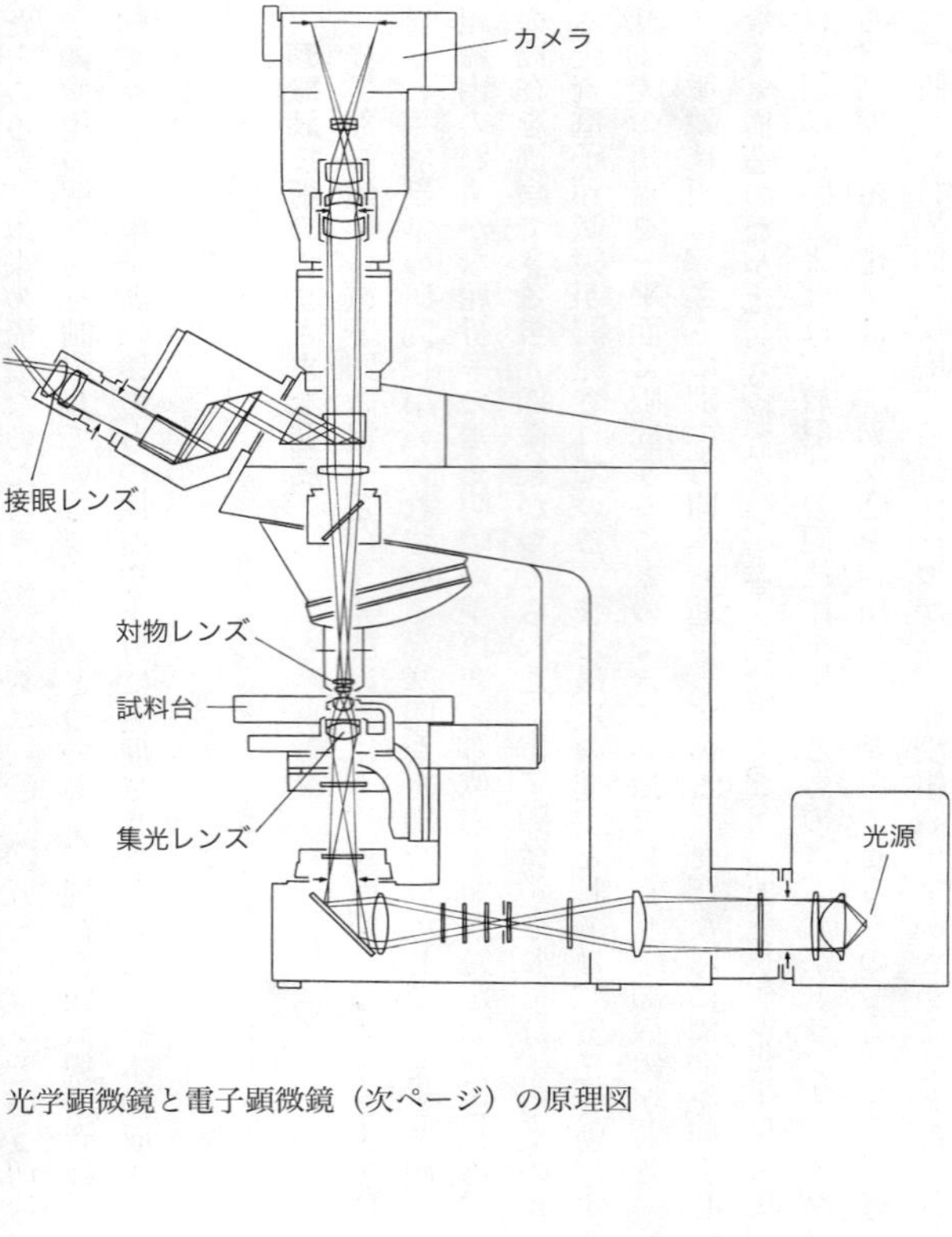

光学顕微鏡と電子顕微鏡（次ページ）の原理図

遺伝子情報が発現されている状態を調べる方法も開発されている。

　そのほかに、組織を凍結してから割断して、その断面のレプリカをとって観察する方法、また凍結割断した組織の氷を昇華させてとりのぞいてからレプリカをとる方法も、最先端の技術である。

　しかし新しい技術が登場したからといって、古い技術がすべて無用のものになるというわ

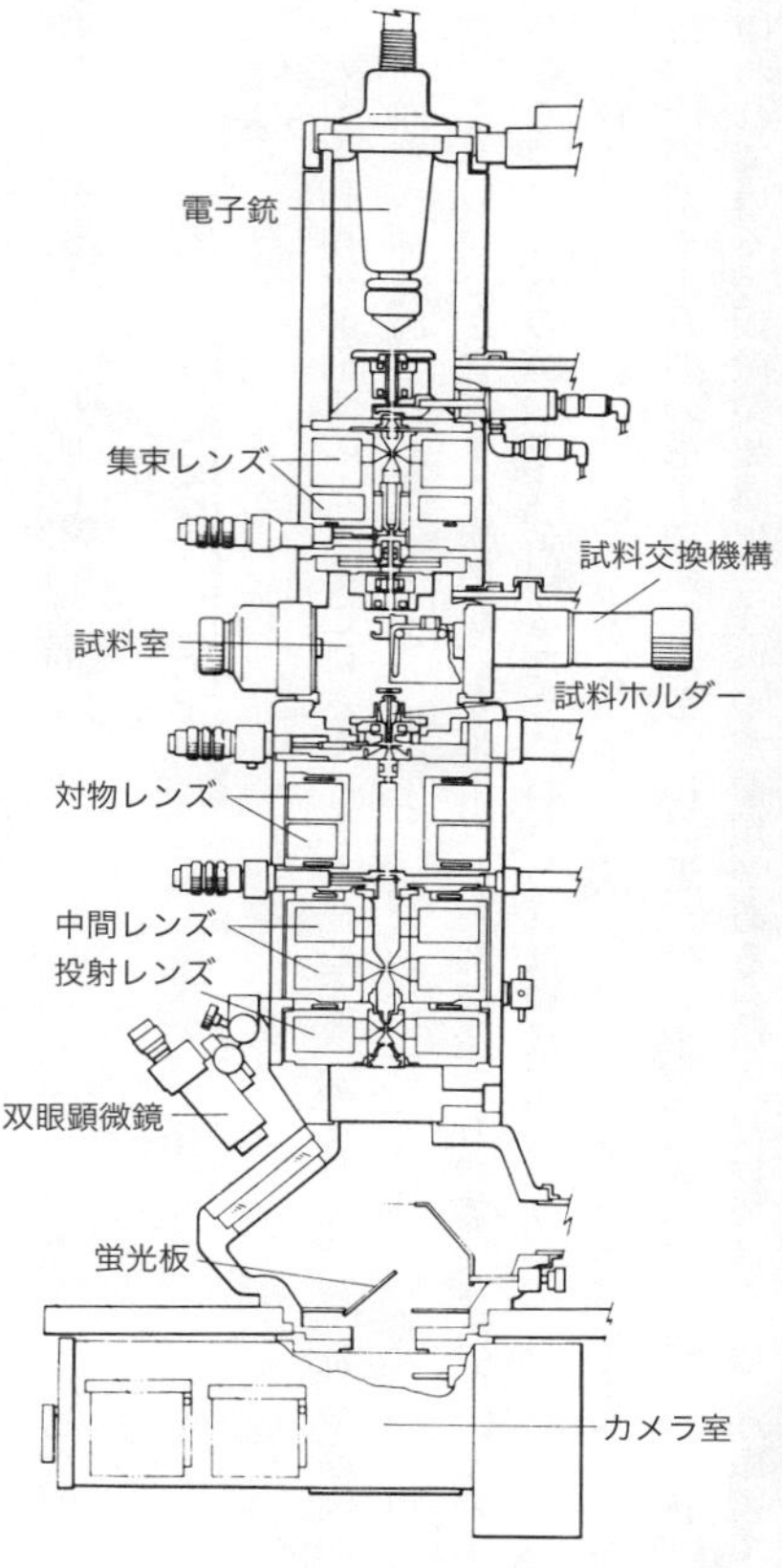

けではない。電子顕微鏡が活躍する現代でも、光学顕微鏡は使われ続けている。それどころか、電子顕微鏡で観察したあとで光学顕微鏡での観察をすると、それまでみえなかったものがみえてくるということを、しばしば経験する。低い倍率で広い視野をみわたす光学顕微鏡と、狭い範囲を高い倍率で観察する電子顕微鏡を組み合わせて、はじめて意味のある観察ができることも多いのである。われわれが生物構造のなかに見逃しているものは、まだまだ多い。これからの顕微解剖学者には、新しい技術に目を向けるだけでなく、すでに開発された技術をも駆使して、形態の生物学的な意味を問いなおすことが、大きな課題なのである。

2　顕微鏡技術の世界

人間や動物を解剖すると、そこにさまざまな構造が区別されてくる。骨や筋肉がみえてくる。血管や神経の走行を追うことができる。胸や腹をひらけば、いくたの内臓も区別できる。こういったさまざまな構造が、どのような内部構造をもっているのか、どのような素材からできているのか、それを知るためにわれわれは顕微鏡を使う。

顕微鏡にもいろいろな種類がある。中学校の理科の授業でも使われる光学顕微鏡のほかに、透過型や走査型の電子顕微鏡、さらに最近ではレーザー顕微鏡も医学・生物学の分野で使われている。顕微鏡装置にこういった種類があるというだけではない。顕微鏡で観察するための試料を作成する方法にも、じつにさまざまのものが開発されている。これらの顕微鏡装置と試料作成法を組み合わせて、生物の微細な構造を観察し研究するために、現代の研究者には、じつに膨大な種類の可能性が用意されている。

顕微鏡を用いたさまざまな研究方法を整理すると、生物構造を拡大して観察する方法に、ふたつの方向のあることがわかる。表面を観察する方法と、薄い切片を観察する方法である。

表面を観察する方法

物体の表面を拡大して観察する簡単な方法は、虫めがねを用いることである。初期の顕微鏡学者として有名なオランダのレーウェンフックが用いた顕微鏡も、度のつよい虫めがねのようなものであった。この単純な顕微鏡を使って、彼は、赤血球、精子、原生動物、細菌、筋肉の横紋など、さまざまな生物構造を観察している。

現代の解剖学者は、物体の表面を拡大するために、ずっとすぐれた実体顕微鏡を使うことができる。レンズを組み合わせることにより、像のゆがみや色のにじみなしに倍率をあげることができ、照明の工夫により、あかるい鮮やかな像を観察することができる。さらにレンズとテレビカメラを組み合わせて内視鏡の先端に取り付け、消化管のなかなどを観察することもできるようになった。

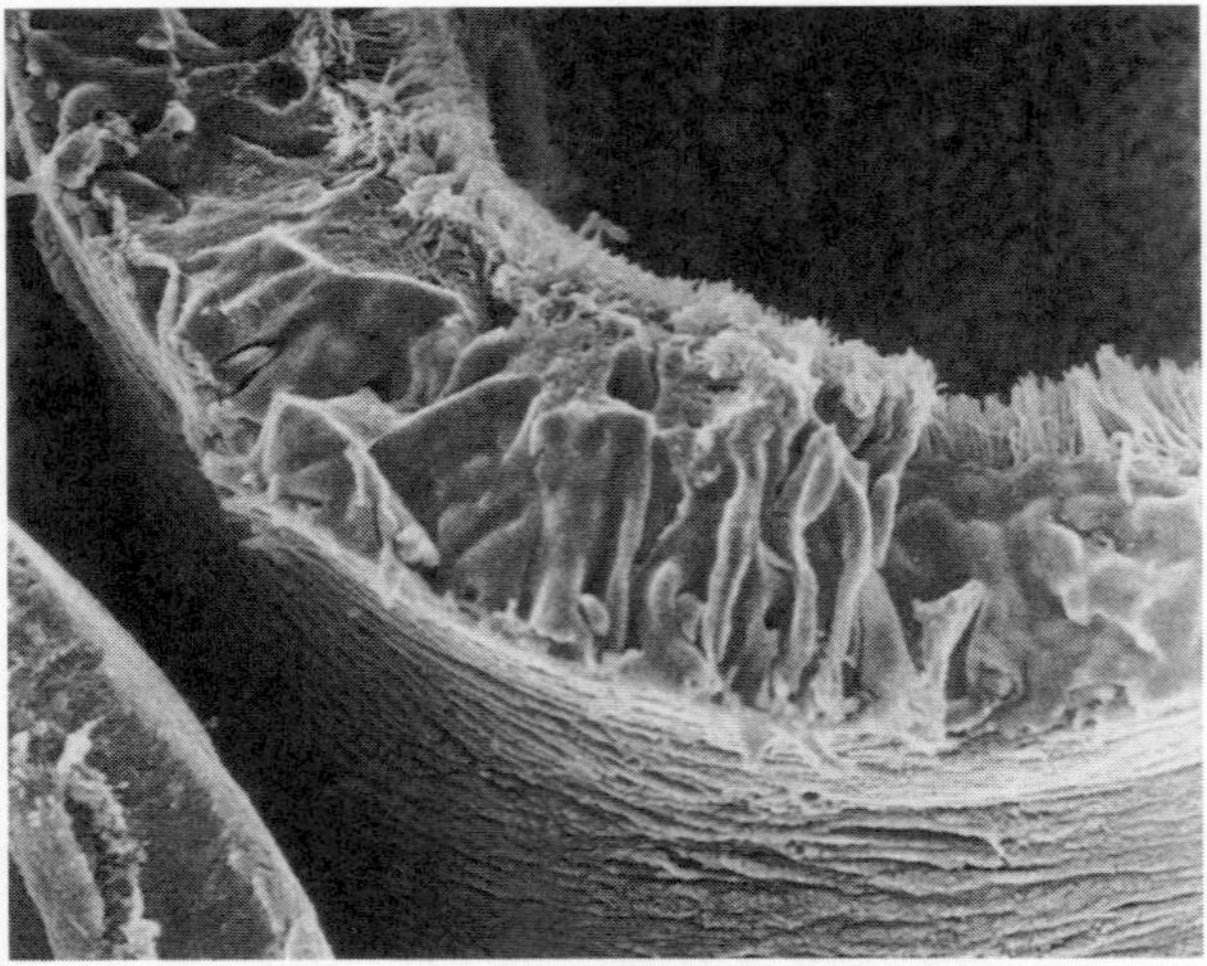
近位尿細管の走査電子顕微鏡像。細胞の側面と底面がみえている。猪口幸子氏による

さらに電子顕微鏡でも、物体の表面を観察するものが開発されている。走査電子顕微鏡である。最新の走査電子顕微鏡は、電子線をだすフィラメントの構造を工夫して、わずか〇・五ナノメートル（千万分の五ミリ）の大きさのものを識別することができる。このように細かなものを観察できるようになると、観察する試料を作成する方法にさまざまな工夫が必要になってくる。たとえば、血管にプラスチックを注入してから周囲の組織を溶かし、血管の鋳型を観察する方法がある。組織を凍らせてから割断し、その断面にあらわれた表面構造を観察する方法もあ

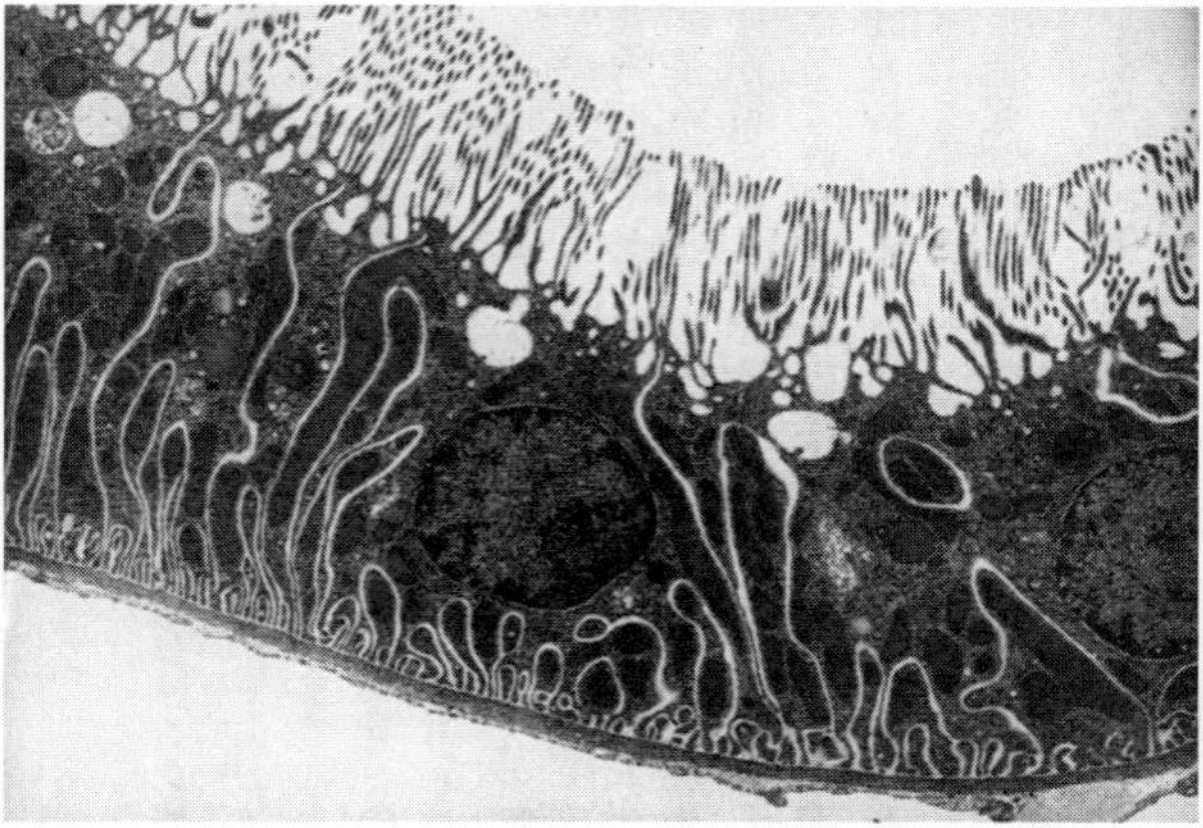

近位尿細管の透過電子顕微鏡像

る。さらに酸やアルカリの液で組織の一部を溶かし、残った構造の表面を観察することも行なわれている。

虫めがねから走査電子顕微鏡までの表面を観察する方法で得られる像は、立体的に表現されて、きわめて親しみやすい。肉眼的に観察される像、実体顕微鏡の像、走査電子顕微鏡の像とならべてみると、たとえどのような顕微鏡を使い、どれほど倍率をあげても、表面を観察する方法をとるかぎり、その像が違和感なくつながるのがわかる。走査電子顕微鏡が、「電子のルーペ」などとよばれるのは、このためである。

切片を観察する方法

表面像を観察する顕微鏡方法では、得られる情報に大きな制約がある。組織の内部構造についての質的な情報が、得にくいのである。これまでの歴史をながめると、表面を観察する方法は、顕微解剖学のなかで、あくまでも補助的な手段に終始してきた。組織を構成する細胞や分子についての情報を得るためには、生物組織から薄片を切り取り、光や電子線を透過させて内部構造を観察する切片法が用いられる。

切片を作成するためには、現在までにきわめて安定した方法が開発されている。組織切片を作成するための過程は、光学顕微鏡においても、電子顕微鏡においても、おおむね似たものであり、いくつかの段階を含んでいる。固定、包埋、薄切、染色、である。

固定から染色に至るまでのすべての技術は、顕微鏡の歴史のなかで、一気に開発されたのではない。光学顕微鏡にかんする技術はおもに一九世紀に、電子顕微鏡にかんするものは二〇世紀の中ごろ以後に、少しずつ開発されてきた。ひとつの技術が開発されて、より鮮明な像が得られると、それは新しい所見と新しい理論を生みだし、つぎの技術開発を刺激していく。これら顕微鏡の周辺技術の発展は、顕微鏡そのものの性能向上と同様に、あるいはそれ以上に、顕微解剖学の進歩に貢献しているのである。

固定

生物組織の固定というのは、組織の物質代謝を停止したり、それを行なう構造を固めることにより、死後の組織の破壊を抑える操作である。顕微解剖学だけでなく、肉眼解剖学でも、この固定という操作は行なわれる。固定剤としてよく用いられるのは、タンパクを変性させて固める作用のあるアルデヒドである。光学顕微鏡のための固定としては、ホルマリンを中心とした固定液が、電子顕微鏡のための固定としては、グルタルアルデヒドとオスミウム酸による二重固定法が、現在よく用いられている。

固定にひきつづいて、生物組織は包埋、薄切される。包埋と薄切は、生物組織の薄くて均一な切片をつくるための一連の段階である。メスやカミソリの刃をつかい、組織片から手で薄片をつくろうとしても、薄い切片を確実に得ることは、むずかしい。薄い均一な切片を得るためには、ふたつの工夫が必要である。ひとつは、組織をなんらかの方法で固くすること、もうひとつは、固くした組織片から薄い切片を削り取る薄切機《ミクロトーム》という機械の使用である。

包埋

組織切片をつくる目的で組織を固めるには、適度な硬さとねばりけのある物質（包埋材）のなかに埋めこむ（包埋）ということをする。光学顕微鏡のための包埋には、パラフィンやセロイジン、電子顕微鏡のための包埋には、もっと硬いエポキシ系の樹脂が用いられる。これらの包埋材は、疎水性の物質なので、組織片はそのままでは包埋材になじまない。包埋の前に、組織中の水分を有機溶媒におきかえる脱水という操作が必要である。

脱水につづいて、包埋材を組織に浸透させ、さらに包埋材を硬化させる手順は、包埋材の種類により異なる。くわしくは顕微鏡標本作成の技術書にゆずるが、基本的には、しだいに濃度をあげていくアルコール溶液の系列をとおし、つぎに包埋材となじみのよい有機溶媒を

表５　顕微鏡のための組織切片の作成法の一例

光学顕微鏡	電子顕微鏡
①固定	①固定
10％ホルマリン	グルタルアルデヒド
	オスミウム酸
②包埋	②包埋
［脱水］	［脱水］
アルコール系列	アルコール系列
(50→70→90→95→100％)	(50→70→90→95→100％)
キシレン	プロピレンオキシド
［包埋］	［包埋］
パラフィン	エポキシ樹脂
③薄切	③薄切
スチールナイフ	ガラスナイフ
スライドガラスに貼りつける	穴あき金属片にのせる
④染色	④染色
［脱パラフィン］	酢酸ウラン溶液
キシレン	クエン酸鉛溶液
アルコール系列	
(100→95→90→70→50％)	
［染色］	
ヘマトキシリン	
エオシン	
［脱水］	
アルコール系列	
(50→70→90→95→100％)	
キシレン	
［封入］	
カバーガラスとバルサム	

とおして、液体の状態にした包埋材に入れて浸透させる。その包埋材を硬化させれば、包埋が完了する（表5）。

薄切　包埋材のなかに埋めこまれた組織片から、薄い切片を削り取るためには、包埋材に合わせた特殊な刃と、ミクロトームという特殊な装置を用いる。光学顕微鏡の場合にはスチールの刃をもちい、数ミクロンの厚さの切片を得る。電子顕微鏡の場合にはガラスナイフやダイヤモンドナイフを用い、〇・〇五ミクロンほどの厚さの切片を得る。

染色　薄切された切片をそのまま顕微鏡で観察しても、ほとんどなんの構造もみえてこない。光や電子線をとおさない物質を、組織切片上の特定の構造に付着させると、その構造が浮びあがってみえてくるのである。この操作が染色である。

現在、光学顕微鏡の切片を染色するためには、天然や合成の色素をなん種類か組み合わせて用いる。もっとも幅広く用いられているのは、ヘマトキシリンとエオシンによる二重染色法である。ヘマトキシリンは、メキシコ産のマメ科の植物からとられる紫の色素で、細胞の核を染め、エオシンは、化学合成されたアニリン色素の一種で、細胞質などをピンク色に染める。

光学顕微鏡と電子顕微鏡の像

ヘマトキシリンとエオシンの二重染色では、細胞と細胞核の外形以上のものはみえにくいがっ、いろいろな染色を組み合わせることにより、細胞内にじつにさまざまな構造が浮びあがってくる。電子顕微鏡でおなじみになる小胞体、ゴルジ装置、ミトコンドリア、さらにはある種の細胞骨格までもが、すでに光学顕微鏡によって観察されていた。ただしそれらの細胞内小器官の意味は、電子顕微鏡によってはじめてあきらかにされたのである。

電子顕微鏡の切片は、色素ではなく重金属で染色される。酢酸ウランとクエン酸鉛による二重染色法が、よく用いられる。電子顕微鏡の像では、細胞の表面をおおったり、細胞内の小器官を包む細胞膜が、一〇ナノメートル（一〇万分の一ミリ）ほどの厚さの二重層としてみえる。また細胞内外の構造でも、タンパク質の豊富なものが、くろぐろと染る。

電子顕微鏡の解像度は、細胞や分子を観察するのに十分なものであるが、それでもいくつかの泣きどころがある。第一に、切片の厚さが五〇ナノメートルほどもあるので、それより小さな構造が重なってしまい、解析しにくい。第二に、重金属によってまったく染らない、あるいは包埋材のエポンと同程度にしか染らない物質は、像としてみえてこない。第三に、細胞膜には、リン脂質とさまざまなタンパク質が含まれて、部位差があることがわかっているのに、電子顕微鏡では、ほとんど一様な二重層にみえてしまう。

このような未解決な問題はあっても、われわれは電子顕微鏡の像に親しんで、それを真実の像と思い込みがちである。電子顕微鏡学者は、真の像は何かを、絶えず追い求めているが、どの像が真の構造かという判断基準に、確かなものが得られない。真の構造は美しいはずだ、という主観的な基準が、結局、もっとも実用的なものとして採用されているのが現状である。

3　顕微解剖学の枠組み

身体を構成する構造単位として、われわれは、細胞と組織を認めている。細胞は自立的な生命の単位であり、それ自身が、増殖したり、成長したりという性質をもっている。生物組織というのは、類似の性質をもつ細胞の集団である。こういった細胞集団が、身体のそこかしこに集まって、眼にみえるような構造や器官をつくるのである。細胞と組織は、どのようにして発見され、それにかんする理論はどのように発展したのだろうか。

細胞説

顕微鏡を使って、コルク断面に、細胞にあたる小さな孔をはじめてみつけたのは、イギリスのロバート・フックである。一六六五年のことである。その後、この小孔は、植物組織のなかに繰り返し発見され、植物をつくる単位であると認められた。しかし一七世紀と一八世紀をつうじて、細胞は、その壁から道管や師管をつくりだす素材として観察され、自立的な生命の単位とみなされていたわけではない。

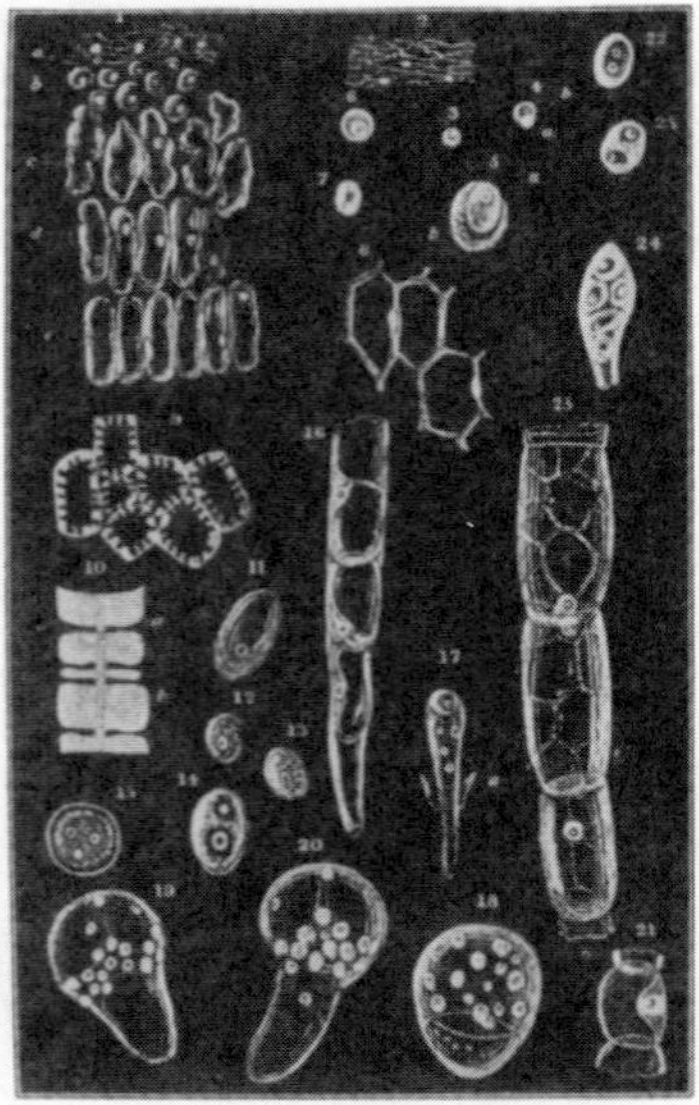
シュライデンの描いた植物の細胞

細胞が植物組織内のたんなる小孔ではなく、生命の単位であるということをはじめて主張したのは、ドイツのシュライデン（一八〇四―八一）である。彼は一八三八年に、植物細胞の観察で核が幼弱な細胞につねに存在することを確かめ、細胞の基本的な器官であると主張した。彼はまた細胞の増殖機構についても説を立て、細胞内で形成された核が成熟すると、それが新しい細胞になると主張した。その翌年シュヴァン（一八一〇―八二）は、動物組織も細胞からなることを主張し、シュライデンの細胞発生説を支持し、発展させた。

シュヴァンの時代に、すべての動物組織のなかに細胞をみつけることができたわけではない。シュヴァンは、軟骨と脊索では、細胞をみいだすことができた。それ以外の組織も細胞からできていることを証明するために、シュヴァンは発生過程を調べた。卵子が細胞であること、そしてそこから胚葉が形成され成体の組織になるまで、細胞の形成と分化のみがおこること、これがシュヴァンの細胞説の根拠であった。

シュライデンとシュヴァンの説は、生物体のなかに細胞という自立的な生命単位を認める大発見として、ダーウィンの進化論とならび称せられる。しかし細胞の形成機構にかんしては、彼らの説はたちまち批判にさらされた。シュライデンとシュヴァンは、細胞の形成を、一種の結晶過程とみなし、まだ形態をもたない一定の形成液から細胞が発生すると仮定していた。シュヴァンの発表の直後から、その細胞形成説を批判する研究がつぎつぎにだされた。細胞が形成液の結晶化により生じるのではなく、細胞のみから生じるという説を普及させるのにとくに貢献したのは、ウィルヒョウである。「細胞は細胞から」は、彼の標語として有名である。

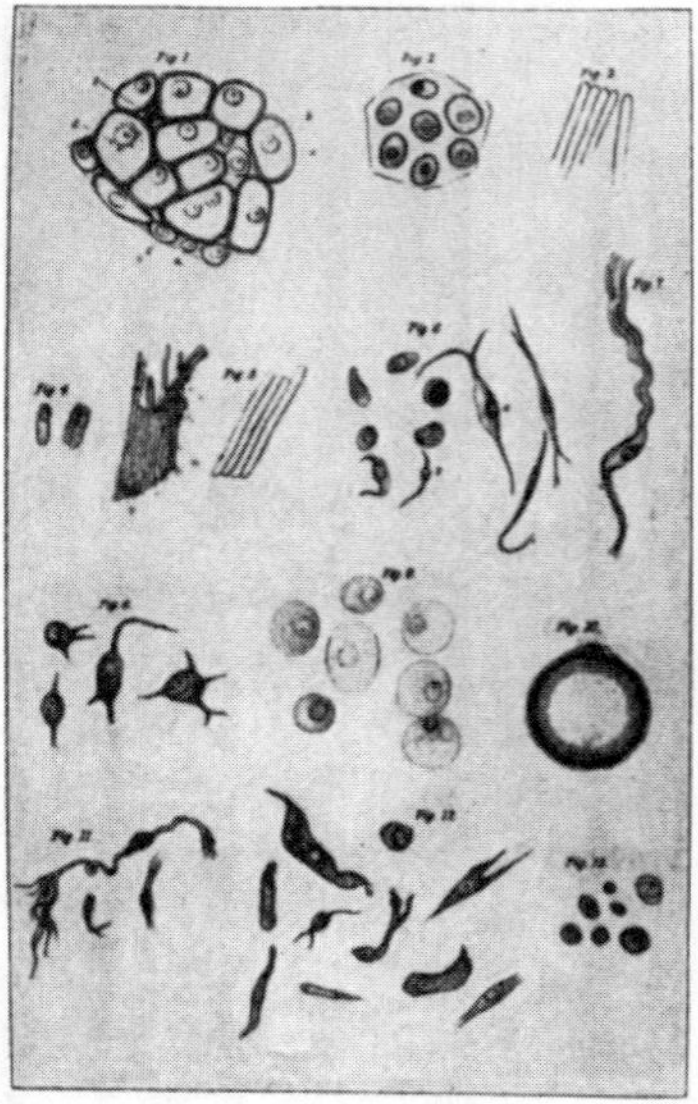

シュヴァンの描いた動物の細胞

組織の概念

組織というのは、類似の形

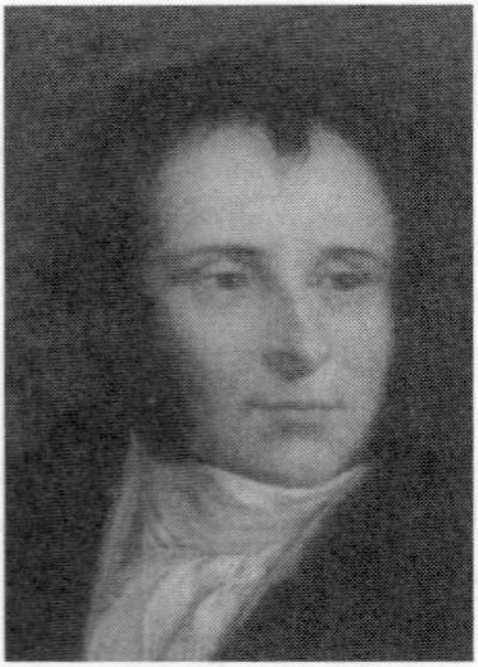

ビシャの肖像

態と機能をもつ細胞の集団である。この細胞集団が、身体のなかに肉眼的にみえる構造や器官をつくるのである。「組織」の概念をはじめて提唱したのは、顕微解剖学者ではない。ビシャ（一七七一―一八〇二）という、フランスの肉眼解剖学者であった。ビシャは、『一般解剖学』（一八〇二）のなかで、二一の組織をわけている。

1、細胞膜
2、動物的生の神経
3、植物的生の神経
4、動脈
5、静脈
6、排出体
7、吸収体と腺
8、骨
9、髄質
10、軟骨
11、線維組織
12、線維軟骨
13、内臓的生の筋
14、動物的生の筋
15、粘膜
16、漿膜
17、滑膜
18、腺
19、真皮
20、表皮
21、皮膚

ビシャの「細胞膜」は未分化な結合組織とおもわれ、「排出体」は、毛細血管からつながる目にみえない管で、脂肪、漿液、骨髄などを分泌する。「吸収体と腺」は、リンパ管とリンパ節である。

ビシャは、顕微鏡を用いずに、これらの概念に達している。すなわちビシャの組織は、人体の素材を肉眼解剖的かつ生理的に分類したものである。ビシャの組織の概念は、すぐさま顕微解剖の研究と結びついたわけではない。むしろビシャの歴史的な重要性は、のちの顕微解剖学者たちに、「組織」という言葉と発想を与えたことだった。

近代的な組織の概念を整備したのは、ケリカーの業績である。彼の『組織学全書』は、はじめての体系的な組織学の教科書であろう。ケリカーは、『組織学全書』の第一版（一八五二）では、一〇種類の組織を区別し、それを単純組織と複合組織に分類しているだけであるが、第二版（一八五五）ではそれらを五種類に分類している。「細胞組織」、「結合物質組織」、「筋組織」、「神経組織」、「血管腺組織」の五種類である。血管腺は、内分泌腺のことをさすと思われるが、私のてもとにある第五版（一八六七）では、これが除かれており、こんにちの組織の基本的な分類が完成している。ケリカーのこの組織の種類の変遷を眺めてみよう（次頁）。

組織の概念は、こうして肉眼解剖学から出発し、顕微解剖学によって確立された。しかし組織の概念は、たんに光学顕微鏡的に認められた均質な細胞集団を指すものではなかった。電子顕微鏡が登場し、さらに細胞生物学の発展によって、細胞のもつ基本的な性質があきらかになってくると、さまざまな組織のそれぞれの特徴は、そういった細胞の基本的な性質を反映したものであることがわかってきた。第八章でくわしくのべるが、一九世紀の組織学は、現代の細胞生物学を先取りしていたのである。

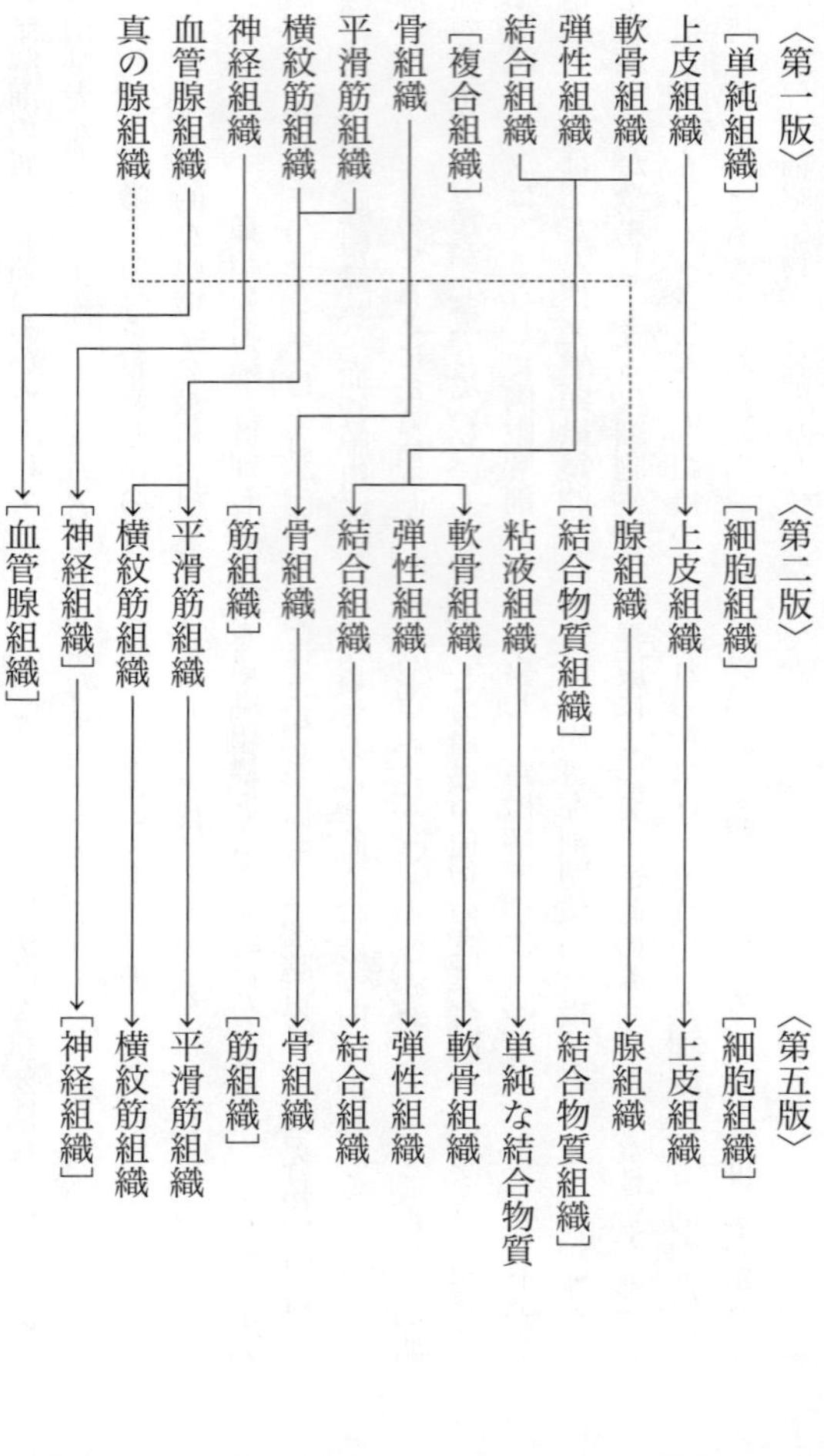
〈第一版〉
[単純組織]
上皮組織
軟骨組織
弾性組織
結合組織
[複合組織]
骨組織
平滑筋組織
横紋筋組織
神経組織
血管腺組織
真の腺組織
〈第二版〉
[細胞組織]
上皮組織
腺組織
[結合物質組織]
粘液組織
軟骨組織
弾性組織
結合組織
骨組織
[筋組織]
平滑筋組織
横紋筋組織
[神経組織]
[血管腺組織]
〈第五版〉
[細胞組織]
上皮組織
腺組織
[結合物質組織]
単純な結合物質
軟骨組織
弾性組織
結合組織
骨組織
[筋組織]
平滑筋組織
横紋筋組織
[神経組織]

4　物質論的な立場

ラッセルのいう三つの形態学思想のうちの、物質論の立場は、大きな構造の形状が、それを構成する小さな構造単位の性質によって必然的に決まっているとするものである。形態に決定論的な説明を与える物質論には、現代の解剖学者であればだれでも、多かれ少なかれ憧れをもっている。したがって、だれかひとりの形態学者をとりあげて、物質論的形態学を代表させることは、困難である。ラッセルは、ルー（一八五〇―一九二四）を物質論の代表者としてあげているが、彼の発生機構学や血管系についての研究は、あまり成功した例とは考えにくい。むしろ物質論的形態学の代表例として、ここでは大腿骨と糸球体の構造をとりあげてみる。

大きな構造の形状を物質論的に説明するためにもちだされる、より小さな構造単位というのは、肉眼的にみえるものであってもよいし、顕微鏡で観察されるものであってもよい。じっさい、以下であげる物質論の二つの実例のうち、第一の大腿骨のほうは、大腿骨の部分や海綿質の骨稜といった、肉眼的にみえる構造で大腿骨の形状を説明する物質論である。

しかし現在では顕微解剖学の進歩により、身体を構成する組織、細胞がみえ、さらに生化学の発展によって、細胞を構成する分子の性状があきらかになってきた。身体全体の構造や

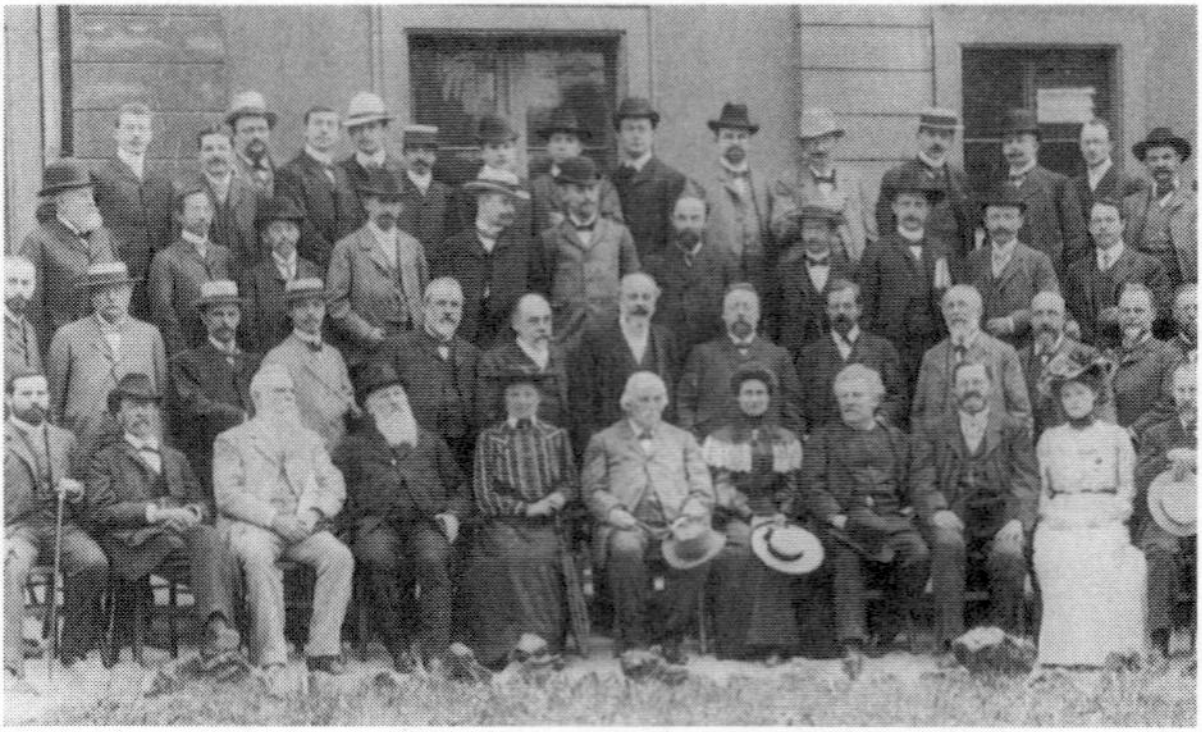

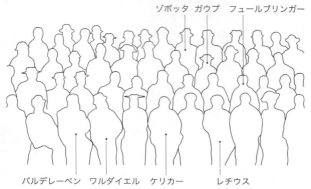

ハイデルベルクにおける1903年のドイツ解剖学会での集合写真。前列中央にケリカー、その他レチウス、ワルダイエルなど、当時の代表的な解剖学者の顔がみえる

その部分の構造を物質論的に説明するための小さな構造単位の数が、顕微解剖学や生化学によって飛躍的に増えてきたのである。これが、二〇世紀になって形態学における物質論的な潮流が、非常に強まってきた背景であるとわたしは考える。ここでとりあげる物質論の第二の実例は、腎臓の糸球体という濾過装置についてのわたし自身の研究で、細胞骨格や細胞外基質といった電子顕微鏡的な構造の配置を、力学的に解釈したものである。

物質論の実例（一）――大腿骨の構造

大腿骨は、ふとももの細長い骨である。これを解剖してみよう。大腿骨の構造は、解剖学名によく反映されている。『解剖学用語』には、大腿骨の部分の名称として二三個の解剖学名があげられている（表6）。また、骨一般の構造をさす名称で、大腿骨に関係するものもいくつかある（表7）。これらの名称が、どの部分をさすかは、大腿骨の図をみるとわかりやすい。大腿骨は、「骨幹」にあたる中央の細い部分と、その両端で「骨端」にあたる太くてでっぱりの多い部分からなる。

大腿骨の上部のでっぱりのうち、「大腿骨頭」は骨盤と関節をつくるために丸くなっている。「大転子」という突起は、中殿筋と小殿筋という、片足で立ったときに身体を足の上に引き上げる筋が停止するところ、「小転子」という突起は、大腿骨を前方に引き上げる腸腰筋が停止するところである。

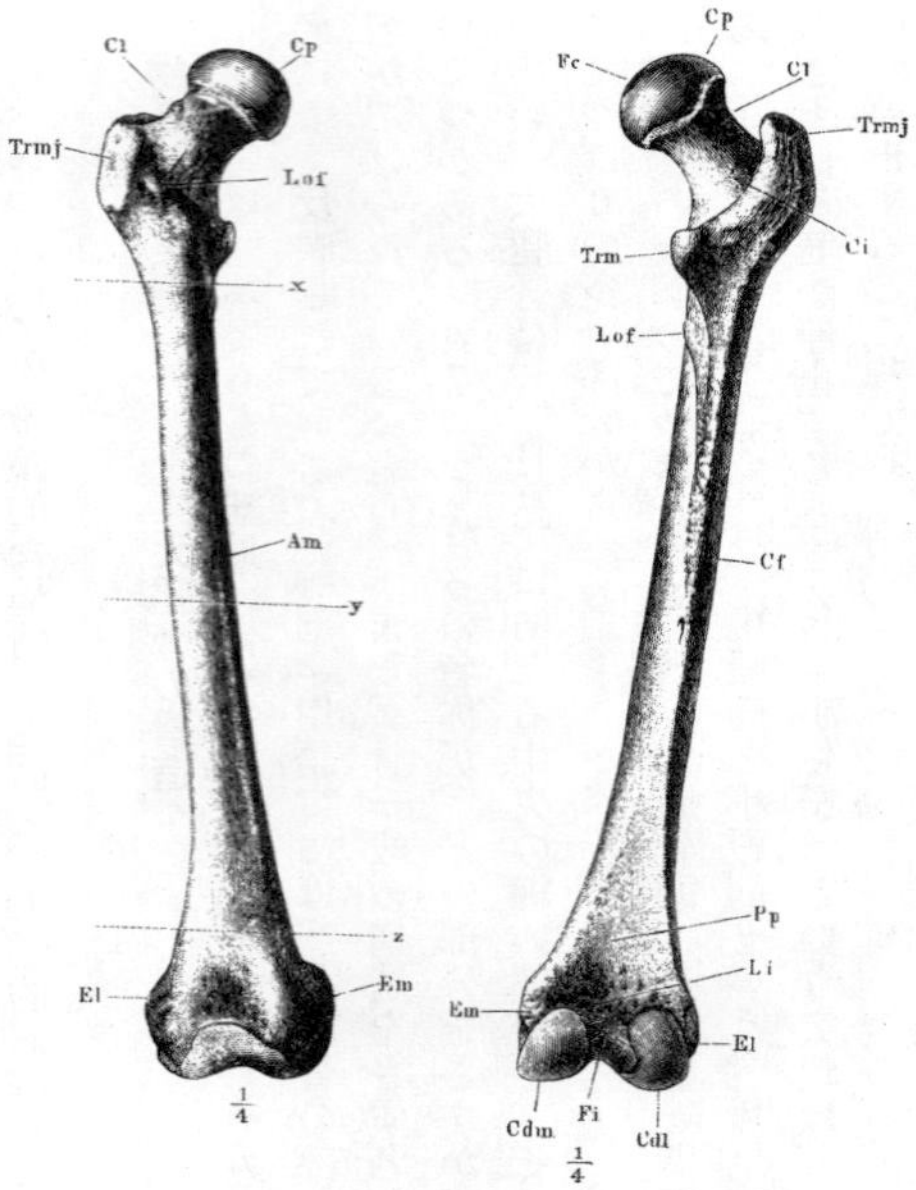

大腿骨の外観。ヘンレ『系統解剖学』による

大腿骨の中央部を「大腿骨体」といい、軽く前方に凸の彎曲をしている。大腿骨体の前面は滑らかで、後面には軽いでっぱりがいくつかあるが、そのうち「殿筋粗面」は、大腿を後方に蹴りだす大殿筋が停止するところ、「恥骨筋線」は、大腿を内方に引き寄せる恥骨筋が停止するところである。また「粗線」には、外側広筋、大内転筋、長内転筋、大腿二頭筋の短頭など、いくつもの筋が付着する。

大腿骨の下部のでっぱりのうち、「内側顆」と「外側顆」は、下腿の脛骨とのあいだに関節面をつくる部分である。「内側上顆」と「外側上顆」は、それらの上側にある高まりで、

表6　大腿骨の部分の解剖学名（カッコ内の欧文は前ページの図中のものに対応する）

大腿骨 femur
　大腿骨頭 caput femoris（Cp）
　　大腿骨頭窩 fovea capitis femoris
　大腿骨頸 collum femoris（Cl）
　大転子 trochanter major（Trmj）
　　転子窩 fossa trochanterica
　小転子 trochanter minor
　（第三小転子）（trochanter tertius）
　転子間線 linea intertrochanterica（Lof）
　転子間稜 crista intertrochanterica（Ci）
　大腿骨体 corpus femoris（Am）
　　粗線 linea aspera
　　　外側唇 labium laterale
　　　内側唇 labium mediale
　　恥骨筋線 linea pectinea
　　殿筋粗面 tuberositas glutea（Cf）
　　顆間窩 fossa intercondylaris（Fi）
　　顆間線 linea intercondylaris
　　膝窩面 facies poplitea
内側顆 condylus medialis（Cdm）
　内側上顆 epicondylus medialis（Em）
　内転筋結節 tuberculum adductorium
外側顆 condylus lateralis（Cdl）
　外側上顆 epicondylus lateralis（El）

大腿骨と脛骨をつなぐ内側・外側側副靱帯が付着する。

大腿骨は、外からみると硬くて隙間がないようにみえるが、断面をつくってみると、隙間がないのは表面の部分だけで、内部には細かな穴がたくさん開いていたり、大きな空間があいていたりしているのがわかる。骨の表面の硬い部分を「緻密質」、内部で穴だらけの骨質を「海綿質」、そして大きな空所を

表7　大腿骨に関係する骨一般の部分の名称

骨端 epiphysis
骨幹 diaphysis
骨端軟骨 cartilage epiphysis
骨端線 linea epiphysialis
関節面 facies articularis
緻密質 substantia compacta
皮質 substantia corticalis
海綿質 substantia spongiosa
髄腔 cavum medullare
栄養孔 foramen nutricium
栄養管 canalis nutricius

「髄腔」という。大腿骨の骨端では、緻密質が薄く、内部は海綿質になっているが、骨幹では、緻密質が厚く、内部は髄腔になっている。

このように、大腿骨にはさまざまな部分があるが、それらの部分の形状は、大腿骨に加わる外力を支えるということで説明できる。大腿骨のさまざまなでっぱりは、他の骨と関節をつくるために圧縮力が加わったり、筋や靭帯が付着して牽引力が加わる部分である。また骨の周辺部に丈夫な緻密質が配置されていること、それがとくに骨幹でぶあつくなっているのは、大腿骨全体を曲げる力にたいして、少ない素材で強度を上げるための配置である。

ちょっとまて、これは物質論ではなく、機能論による説明ではないか、という反論があるかもしれない。じつはこの反論は、半分あたり、半分はずれているのである。以上の説明は、大腿骨のさまざまな部分に注目すると機能論的な説明になっているが、大腿骨全体に注目すると物質論的な説明になっているのである。すなわち大腿骨のそれぞれの部分は、大腿骨の全体にかかる機械的な外力に抵抗するという機能をになっている。しかしそれらの部分を含む大腿骨全体の形状は、大腿骨にかかる圧縮力と牽引力に抗して、最小限の材料で構造を保持するという前提から、必然的に導かれる形状とみなすことができる。

いいかえると、大腿骨全体についての物質論は、大腿骨の部分についての機能論なのである。

物質論と機能論のあいだのこの関係が、もっとはっきりと読み取れるのは、海綿質のなかの模様である。大腿骨の骨端の海綿質には、不規則に孔があいているのではなく、こまかな骨稜が規則的に走り、その隙間が孔となってみえる。そして骨稜は、大腿骨に働く外力にたいする応力線の方向に走っている。この応力線の方向は、計算によって求めることもできるし、偏光板を使って実験的に可視化することもできる。

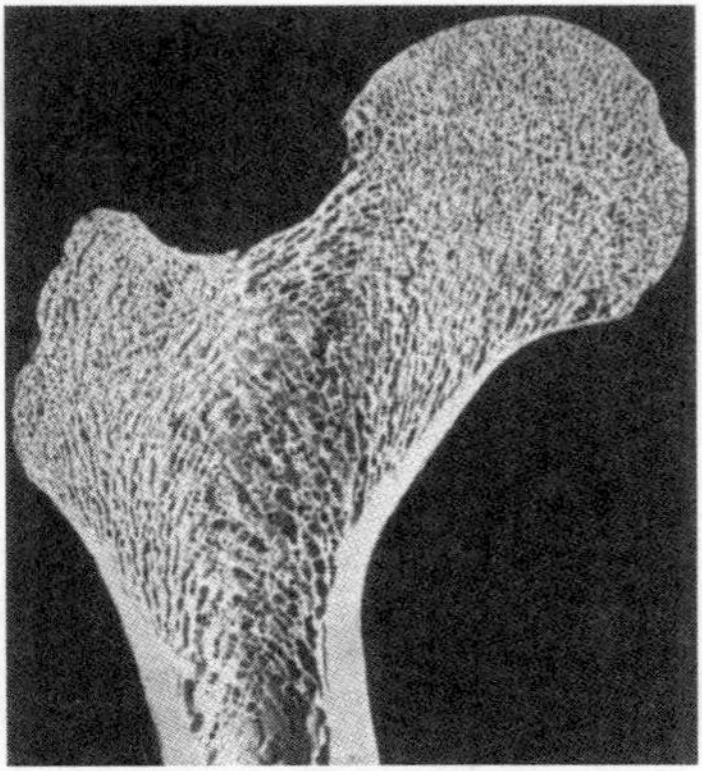
大腿骨内部の海綿質の骨稜の走りかたを示す図

海綿質の骨稜のひとつについて考えると、これは大腿骨にかかる外力にたいして応力を発生するという機能的な説明になっている。しかし大腿骨の海綿質全体についてみると、その模様は、最小限の骨材料で、外力に抗して必要な応力を発生するという前提から、必然的に決められているのである。

物質論の実例（二）――糸球体の構造

腎臓の糸球体は、毛細血管のつくる糸玉のような構造である。ここで毛細血管から尿が濾過され、尿細管という細長い管のなかに流しこまれる。人間の腎臓には、一〇〇万個ほどの糸球体があり、一日あたり二〇〇リットルもの尿を濾過するが、そのうち九九パーセントまでが尿細管で再吸収されて、最終的な尿になるのは、一・五リットルほどである。

糸球体は、微妙なバランスのうえになりたつきわめて壊れやすい構造である。尿を濾過するために、毛細血管は壁がきわめて薄くできている。尿を濾過するための原動力は、血圧である。この血圧が少しでも低くなりすぎると、たちまち濾過がとまるし、少しでも高くなり過ぎると、糸球体の構造は破壊されてしまう。実際、糸球体は少しずつ壊れていき、機能する糸球体の数は、年齢とともにしだいに減っていくのである。

さて濾過の原動力となる血圧を、糸球体毛細血管の壁はどのように支えているのであろうか。毛細血管は、おおむね円筒の形をしている。力学の計算によれば、ある半径（r）の円筒の内外にある大きさの圧力差（ΔP）があると、その壁に生じる周方向の張力の大きさ

（T）は、ラプラスの式、T＝r×ΔPによって決まる。

さて糸球体毛細血管の壁を電子顕微鏡で観察すると、三つの層からできているのがわかる。内腔に近い側から、内皮細胞の層、糸球体基底膜の層、足細胞の層である。内皮細胞は、きわめて薄っぺらな突起を伸ばして、毛細血管の内面をしきつめている。その扁平な突起には、丸い穴がたくさん開いている。糸球体基底膜は、細かい線維が絡み合ったフェルトのような構造で、これが濾過のフィルターの主体である。足細胞はタコのような形をして、多数の突起を伸ばしている。となりあう足細胞の突起が、たがいにかみ合うようにして、糸球体の表面をおおっているのである。

糸球体毛細血管の壁のなかで、血圧差に抗して張力を発生できる構造は、誰がどうみても、糸球体基底膜と足細胞である。内皮細胞は、きわめて弱々しく、細胞骨格も貧弱で、とても十分な張力を発生するとは思えない。

さてここから物質論的な推理がはじまる。糸球体毛細血管は、片側をかならず、メサンギウムという特殊な結合組織に接している。毛細血管の壁の三つの層のうち、内皮細胞は血管の内腔を円筒状に囲むが、糸球体基底膜と足細胞は、毛細血管だけを包むのではなく、毛細血管とメサンギウムを合わせたもの全体を包むのである。そうすると、毛細血管とメサンギウムが接している部分では、基底膜と足細胞以外の構造が、張力を発生しているにちがいない。それはいったいなんだろうか。

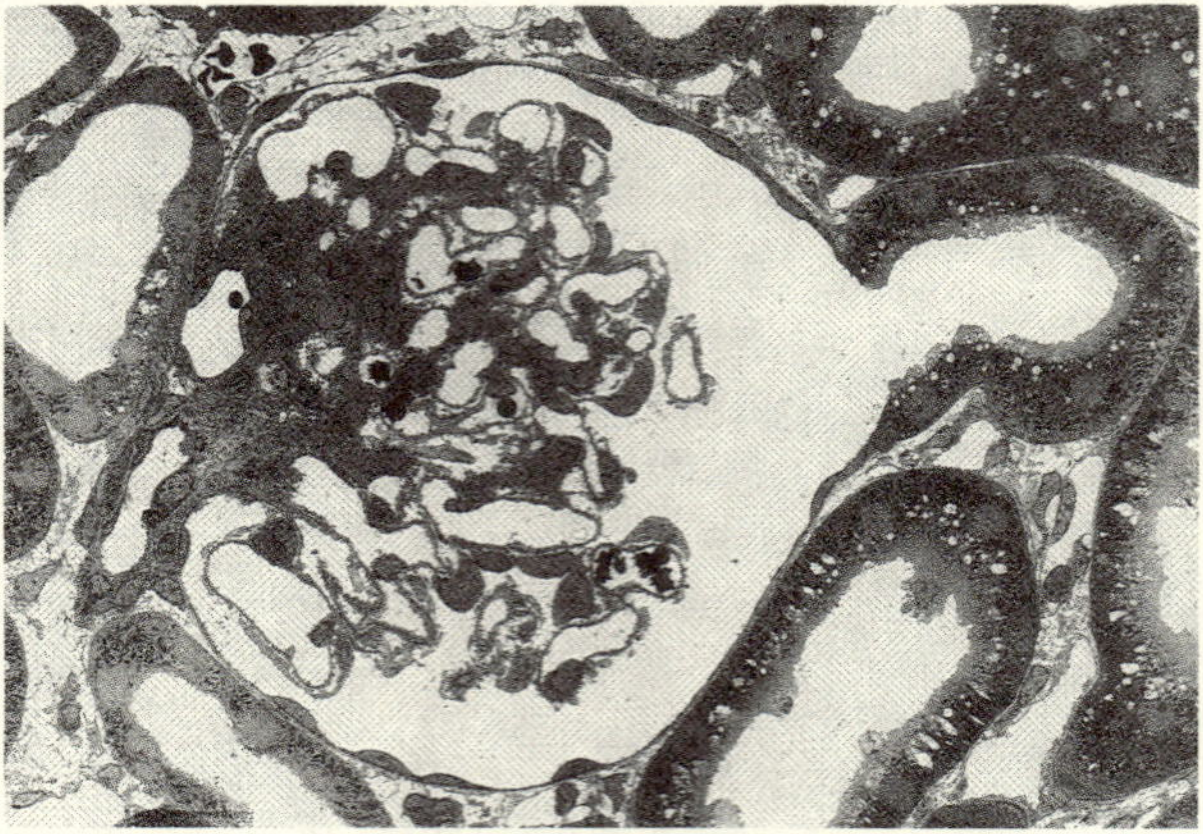

透過電子顕微鏡による糸球体の全体像

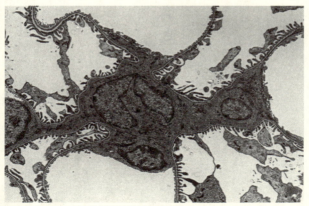

糸球体のメサンギウム領域の電子顕微鏡像

表８　糸球体構造研究の年表

1666年	マルピーギが糸球体を発見 (Malpighi M: De viscerum sturctura)
1842年	ボウマンが糸球体包を発見 (Bowman W: On the structure and use of the Malpighian bodies of the kidney, with observations on the circulation through that gland. *Philos. Trans. Roy. Soc. London* 132: 57-80)
1915年	ツィマーマンが足細胞の形を報告 (Zimmermann, KW: Über das Epithel des glomerularen Endkammerblattes der Säugerniere. *Anat. Anz.* 48: 335-341)
1929年	ツィマーマンがメサンギウムの存在を報告 (Zimmermann, KW: Über den Bau des Glomerulus der menschlichen Niere. *Z. Mikrosk. Anat. Forsch.* 18: 520-552)
1955年	山田が電子顕微鏡で糸球体構造を報告 (Yamada, E: The fine structure of the renal glomerulus of the mouse. *J. Biophys. Biochem. Cytol.* 1: 551-566)
1987年	坂井とクリッツがメサンギウム細胞の力学的役割を発表 (Sakai, T and Kriz, W: The structural relationship between mesangial cells and basement membrane of the renal glomerulus. *Anat. Embryol.* 176: 373-386)

私がメサンギウムの研究をはじめたときに、このような視点から糸球体の構造を調べた研究はなかった。毛細血管とメサンギウムの境界面で、力を発生する構造はないか、この問題意識で糸球体を観察したときに、私の目に飛込んできたのは、メサンギウム細胞であった。メサンギウム細胞は、きわめて頻繁に、毛細血管との境界面に沿って突起を伸ばし、その先端で糸球体基底膜に接している。そしてその突起には、収縮能力のあるミクロフィラメントという細胞骨格が、密につまっているのである。

まさしくメサンギウム細胞とそ

の糸球体基底膜の連絡こそ、糸球体毛細血管の壁に張力を発生する主役であった。毛細血管とメサンギウムの界面が糸球体基底膜と接するところを、メサンギウム角という。メサンギウム細胞は、このメサンギウム角のところで糸球体基底膜を固定し、毛細血管の周囲に張力を発生させるのである。メサンギウム細胞は収縮能力をもち、糸球体毛細血管の壁が発生する張力を、微妙に調節しているのである。

糸球体の顕微鏡的研究の歴史は長い。光学顕微鏡の時代には、スイスのツィマーマンという解剖学者が、足細胞の複雑な形状を示したり、メサンギウムの存在を証明したり、画期的な研究をつぎつぎと行なった。それらの研究は、一九五〇年代にはじまる電子顕微鏡による研究で改めて確認されることになった。しかし電子顕微鏡による糸球体の研究はそれ以来、三〇年以上にわたるのに、糸球体基底膜とメサンギウム細胞の関係、そしてメサンギウム細胞の機械的な役割というかんたんなことが、案外、解剖学者の眼を逃れていたのである。

物質論の誘惑

現代の生物科学の進歩は目をみはるばかりに目覚ましい。細胞は小器官や細胞骨格などさまざまな構造を含むが、それらの構成分子が、つぎつぎとあきらかにされてきている。細胞の機能を調節するための細胞内の情報伝達のしくみもわかってきた。そしてなにより、細胞のなかで構造をつくったり、情報を伝達したりする、さまざまな生体の分子についての遺伝情報をコードする遺伝子そのものが、いままさにあきらかにされつつあるのである。

このように、細胞をつくる分子について、膨大な知見が集まりつつあるのをみると、こう思う人がいるかもしれない。すべての生物現象を、物質論の立場から、決定論的に説明できるという時代が、まもなく到来するだろうと。

医学・生物学の研究者にとっても、生物現象を決定論的に説明できるというのは、きわめて魅力的な目標である。いっけん複雑にみえる人体や細胞のなかの現象に、厳密な法則性がみつかり、そのような生物現象の過程を予見することができることになるからである。このような決定論的な説明、そして生物現象の予見可能性という目標に向かって行なわれる研究のみが、意味のあるものだという意識は、とくに最先端の研究者のなかに、強固に染みついている。

しかし生物現象が、決定論的に説明でき、予見可能であるという観念は、人間や生物一般についてのわれわれのもっとも素朴な観察や経験に、まっこうから反するものである。親は、子どもの成長と将来を予見できるわけではなく、期待と不安をもってみまもるのであり、外科医は、自分の執刀した患者が無事に回復すると、内心でほっと胸をなでおろすのである。

素朴な経験が教える不確定さと、最新の生物科学による決定論的な説明と、どちらがより生物現象の本質に近いのだろうか。それをつぎの章で考えてみよう。

第六章　生物界における階層性——多様性と反復可能性の問題

1　物質論の限界

人間の身体を、細胞や分子といったこまかな単位に分析し、それらの性質をことごとく調べ、人体の構造や機能を、すべてあきらかにできるというのが、物質論的な解剖学の態度である。細胞や分子といったより小さな単位に還元することにより、人体の構造や機能を、厳密な法則に従うものとして把握しようというのである。現代の医学・生物学のはなばなしい進歩は、そのような目標がすぐにも達成できるという印象を与えるかもしれない。

しかし、そこで一度立ち止まって、われわれが日常的に経験する自分や他人の身体の状態を思い浮べてみよう。だれがどう考えても、自分の身体は他人の身体と決定的に異なる。杉の花粉が飛散する季節になって、花粉症をおこしても、その症状の程度は、人によってあきらかに異なる。胃や十二指腸のどこかに潰瘍ができたとしても、その深さや広がりも、人によりさまざまである。自分の身体つきや顔や手をみても、それはあきらかに自分自身のものである。そういった個性を抱えた自分の身体、他人とはあきらかに異なる自分の身体について、細胞や分子についての知識が、なにを教えてくれるというのだろうか？

われわれは、人体の構造や現象のなかに、厳密な法則に従うという部分をみつけだすことができる。科学の進歩により、そのような法則性がつぎつぎと発見され、生物界を支配する法則の目録は、日増しに増えていく。しかしながら、人体の構造や現象のすべてについて、物理学や数学を支配するのと同じような厳密な法則がみいだせるという考えは、あきらかに幻想である。生物の構造や現象には、そのような物質論的なアプローチでは捉えきれないものが、あまりにも数多く含まれている。私は、解剖の経験のなかから、そのことを非常に強く感じる。生化学のようにきわめて物質論的といっていい方向で生物を調べる研究者にも、物質論の限界をよく理解している人たちは少なくない。

E・シャルガフ（一九〇五―二〇〇二）というオーストリア生まれのアメリカの生化学者がいる。彼は、遺伝子のDNAをつくる四種の塩基の量比に規則性が認められることから、この塩基がたがいに対になっているということを発見し、その後の分子生物学の発展の基礎を築いた。『ヘラクレイトスの火』という自叙伝のなかで、彼は、物理学や化学のように同じ手続きをふめばつねに再現が可能な精密科学にたいして、生物学の特徴をつぎのようにのべている。

さて、生物学ということになると、独特の状況があります。というのは、生物学は生命の科学でありますが、生命は、精密科学がきわめて居心地悪く感ずるような相手なのです。また、他の「非精密科学」もまたそれをどう扱ってよいかよく判ってはいないのです。このため「生物学」という語は、きわめて多様な広い領域から成ることになります。一方の極には、自らをあたかも精密科学であると看做そうとするような領域、たとえば生化学や生物物理学があります。もう一方の極には、主として記述を旨とする、場合によっては歴史的でさえあるような科学があります。明かに、代謝回路や、ある酵素の活性中心に標識《リポーター》分子を乗せようとしている人間は、カモメの食習慣や巣ごもり習慣を研究している人間や、古代人の顎の骨から頭骨を再構成しようとしている人間と共通なところはほとんどありません。（村上陽一郎訳）

医学の扱う人間という対象も、異常をおこした遺伝子や酵素といったこまかなものから、患者の状態といった全体的なもの、さらに人格、精神といった掴みどころのないものまで、さまざまなものを含んでいる。しかも医学の現場の医師は、自分の専門でない分野だからといって、目を背けることを許されない。患者の病気の原因が、分子の異常にあるからといって、全身の状態をなおざりにするわけにはいかないし、さらには職業や家族関係、精神状態に至るまで、気を配ることも要求される。

医学の一分野としての解剖学も、人間の身体のなかに含まれるすべての可視的な構造を対象とする。器官の形状や大きさといった肉眼的にみえるものから、細胞や分子といった電子顕微鏡によってようやく観察しうるものまで、じつに広範囲のものが対象となる。これらすべての生物構造を、解剖学者は同じように扱うわけにはいかない。同じものが反復され、厳密な法則に従うものとして取り扱うことのできる対象もあれば、個性が豊かで、厳密な法則に従うとは思えない対象もある。

解剖学において、対象が厳密に取り扱えるかどうか、物理数学的な法則性がみつかるかどうかは、いったいなにによって決まるのだろうか?

2　生物現象の再現可能性と階層性

自然現象のなかでも、物理学や化学が扱うようなものは、厳密な法則によって支配されると期待される。物体の運動は、力学の法則に従う。また燃焼のような反応は、化学によって明快に記述される。これらはすべて、同じ条件を整えてやれば繰り返すことのできる現象である。その条件をかえて実験をすれば、その現象を支配する法則を求めることができるのである。

自然現象のなかに法則性がみつかるかどうかは、同じ操作を繰り返せば同じ現象が再現される期待度、すなわち現象の再現可能性にかかっている。このことを交換可能性、すなわち現象をたがいに交換して取り扱うことが許される程度、といいかえてもよい。無機的な自然においては、おおむね法則性がみつかりやすいのは、現象が再現されるとみなすことができるからである。人間を含めて生物は、かならずしも交換が許されるとは限らない。生物は、正確に同じことを繰り返すわけではなく、しばしば気まぐれに振る舞う。このような現象が、厳密な法則に従うとは、とうてい期待できない。無機的な自然であっても、火山の噴火や地震のように、場所や時間によって個性の認められる現象については、一般的な法則を認めたり、予測をしたりがやりにくいのである。

人間あるいは生物という個性豊かな存在は、物理や化学が扱う無機的な自然のようには、精密科学的に扱うことはできない。たがいに交換可能な原子や分子と異なり、生物はすべて個体差があるので、厳密な意味では交換不可能なのである。それにもかかわらず、医学や生物学では、生物現象のうち多様な部分には眼をつぶり、いちように繰り返される要素だけをとりだして、研究対象とする。私という人間がどこかのだれかと、ある日突然とりかえられてしまっては、人権蹂躙だと叫ぶしかない。しかし科学としての医学・生物学は、そのような人権蹂躙を、日常的に行なっているのである。個人の人格や立場や経歴はとりあえず無視して、たんなるインフルエンザ・ウイルス感染症をおこした個体、あるいは免疫異常をおこした個体として、扱うのである。

医学や生物学では、もともと個性が豊かで多様な生物現象の共通する面だけをとりだして、あたかも精密科学のように取り扱おうとする。医学・生物学のこのような部分は、精密科学に近づこうとしているという意味で、疑似精密科学であるといえる。

生物界の階層性

生物現象は、しばしば反復する。だからこそ、そのような生物現象は、精密科学的に扱うことができる。生物界全体をながめると、そのような反復する単位は、いくつかの階層をなしていることがわかる。すなわち、遺伝子やさまざまな生体高分子という単位が、ひとつの階層をつくる。細胞という単位も、階層をつくる。個体もひとつの階層である。

生物界に階層を認める発想は、別に新しいものではない。ケストラーは『ホロン革命』のなかで、生物体が階層構造をもち、それぞれの階層が有機的につながっていることを強調した。

生物は要素の集合ではない。また生物の行動を「行動の原子」（一連の条件反射を形づくるもの）に還元することもできない。体という側面を見れば、生物は循環器系、消化器系などの〈亜全体《サブ・ホール》〉で構成される全体であり、その亜全体は器官や組織などより低次の亜全体に分岐し、さらにそれは個々の細胞に、その細胞は細胞内の小器官に……とつぎつぎ分岐していく。言いかえれば、有機体の構造や挙動は、物理化学上の基本的プロセスで説明することも、それに還元することもできないのだ。有機体は亜全体が層をなすマルチレ

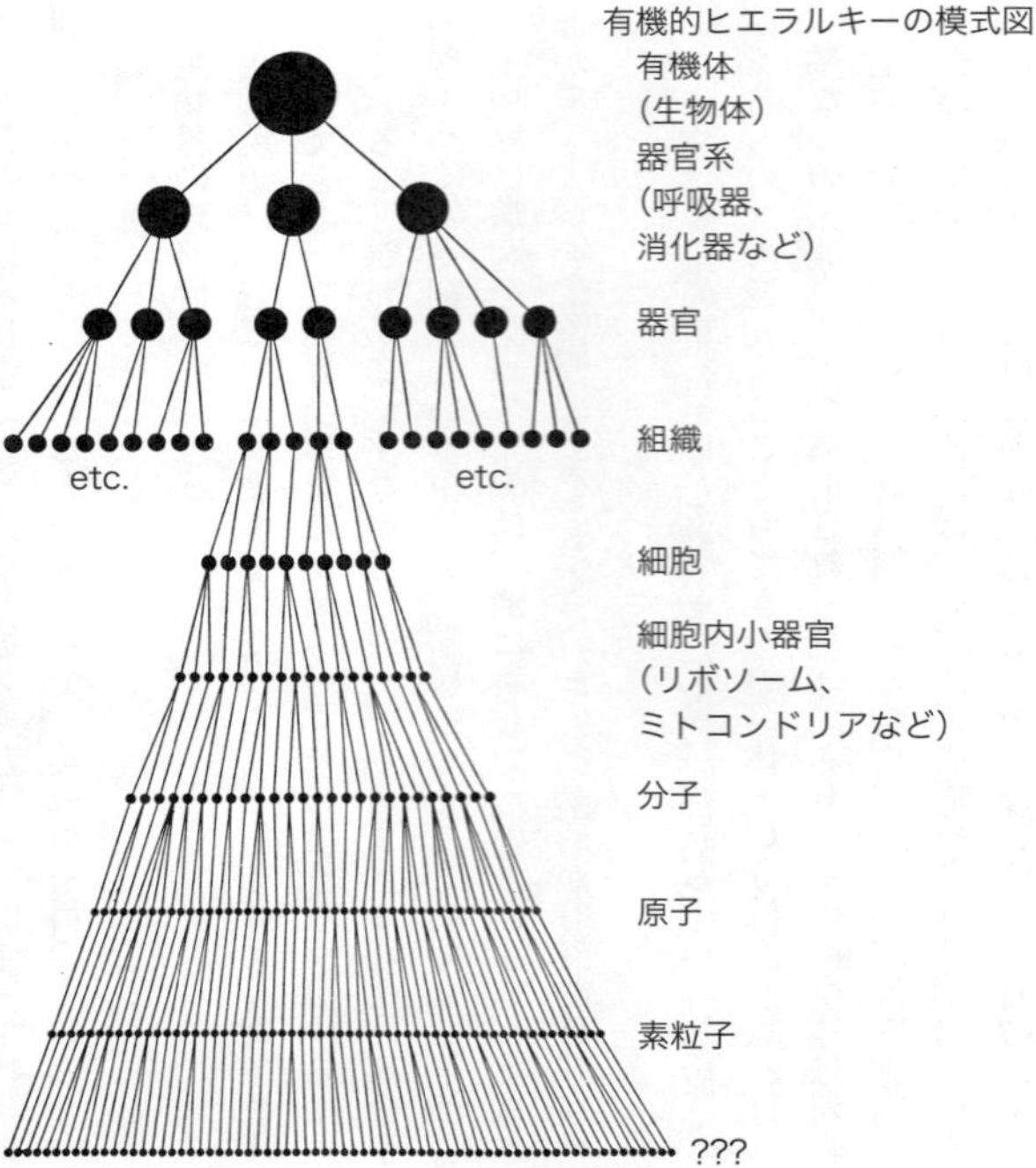

ケストラーによるホロンの概念図。ケストラー『ホロン革命』による

生物界 ― 種 ― 個体 ― 細胞 ― 分子

［階層の上下関係］
上 ←――――――――――――――――――――――――――――――――→ 下
［構造の複雑さ、多様性］
大 ←――――――――――――――――――――――――――――――――→ 小
［再現可能性］
小 ←――――――――――――――――――――――――――――――――→ 大

表9　生物界の階層性と、構造の複雑さ、現象の再現可能性の関係。階層が上位なほど、そこに含まれる事象は複雑になり、多様性が増し、さらにそれにしたがって、事象の再現可能性は減る。すなわち、分子よりも細胞、細胞よりも個体、個体よりも種、そして種よりも生物界全体と、事象は複雑になっていき、そこに生起する現象も多様で個性的になり、繰り返しおこる交換可能な現象とはみなしにくくなっていく

ベルのヒエラルキーなのである。このヒエラルキーを図にすればピラミッド、ないしは倒立した樹木のようになる。その場合亜全体は節を、分岐線は伝達と制御の経路を表わしている。(田中三彦・吉岡佳子訳)

ケストラーは、生体のなかにできるだけ多くの階層をとりあげようとしているが、そのなかには、繰り返しの単位として普遍性に乏しいものを含む階層もある。

山元皓二が最近、「生物と階層構造」のなかで、進化論との関連で生物階層について論じている。彼はそのなかで、生体高分子、細胞、個体、種、生態の五つの階層をとりあげている。生態を広くとれば、生物界ということになる(表9)。

これらの階層は、最上位の生物界を除く

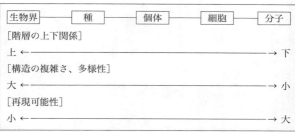

と、構成単位が自立的に複製するという系である。

細胞を構成する生体高分子は、直接あるいは間接に、遺伝子であるＤＮＡの情報をもとにしてつくられている。ＤＮＡの塩基配列の情報は、アミノ酸の配列に翻訳されてタンパク質をつくる。構造をつくったり、特異的な作用をもつさまざまなタンパク質の働きによって、それ以外の糖や脂質を成分とする生体高分子もつくられる。そしてＤＮＡの分子そのものは、タンパク質の酵素の助けによって、同じ情報をもつ分子を複製していく。結局、生体高分子の階層は、ＤＮＡを中心にして、自立的に同等の分子を複製するのである。

細胞そのものも、自立的に同等のものを複製する単位である。細胞の複製は、有糸分裂という形で行なわれる。有糸分裂に先立って、細胞はまず、細胞核のなかにたくわえられた遺伝子のＤＮＡを重複させる。細胞の分裂がはじまると、まず細胞核がくずれて、ＤＮＡとそれに付随するタンパク質が、染色体という紐状の構造をつくる。人間の細胞は、四六本の染色体を含み、有糸分裂のさいには、この四六本がそれぞれ二重になっている。細胞分裂は、まずＤＮＡをのせた染色体が細胞の両極にわかれて移動し、つづいて細胞質がくびれてちぎれ、同等のＤＮＡの組をもつ二つの細胞をつくりあげるのである。

個体は、生殖によって同等の個体を複製していく。人間の場合には、男性側からの精子と、女性側からの卵子がであって受精して、つぎの世代の個体の発生がはじまる。女性の子宮内に着床した受精卵は、一〇ヵ月ほどの妊娠期間を経て出生し、二〇年ほどの期間をかけて成長し、生殖可能な個体となって、つぎの世代の個体をつくっていくのである。

種は、たがいに生殖可能な動物群として定義される。種が同等の別の種を複製するかどうか、じっさいに検証した人はいない。しかし進化の機構をどう考えるにしろ、生物が系統進化したということを受け入れるのであれば、種が祖先の種からわかれて生じたということを、認めざるをえない。原初の地球における最初の生命の成立を除けば、「種は種から」ということになる。

生物階層の最上位においた生物界は、反復することはないが、複数の種を包括する上位の階層として、想定するのである。

さて、われわれは生物界の下に四つの階層を認め、これらの階層のなかでは、構成員が自立的に同等の構成員を複製する。こうして複製によって多数の構成員が同じ階層に存在することが、生物現象の精密科学的なとりあつかいを可能にしているのである。

しかしケストラーが認めたように、これらの五階層のあいだにも、中間的な水準があって、そのなかで構成員が反復するようにみえる。たとえば、脊柱を構成する椎骨は、頸から尾にあたる部分まで、同等の単位が上下につながっていると考えることができる。手の指を動かす筋は、親指がやや特殊だが、残りの四本については、同等の構成をもつとみなすことができる。さらに顕微解剖学の世界に入ると、肝臓は肝小葉という単位が繰り返しているとみなすことができるし、腎臓ではネフロンが繰り返しの単位になっている。

しかし細胞と個体のあいだのこういった反復する単位は、細胞や個体とちがって、それ自身で複製する能力のない単位である。これらは、発生期の形態形成の過程においてつくりあげられた非自立的な反復なのである。

個体と種のあいだの水準にも、同じような非自立的な反復があると考えられる。会社や学校のような社会的な組織は、人間のつくる社会に複数存在するが、これらは自立的に複製していく単位ではない。国という単位も同様である。

結局のところ、生物界には、五つの明確な階層を認めることができる。最上位の生物界を除いて、残りの四つの階層に含まれる構成員は、自立的に複製する。これらの明確な五階層のあいだの水準にも、さまざまな反復する単位が認められる。しかしこれらの単位は、普遍的にみられるものではなく、また自立的に複製するものでもない。

さて、ここで話を生物科学の問題に戻そう。生物現象を精密科学的に扱おうとするさいに、制約を与えるパラメータが二つある。それは、生物現象の複雑さと反復頻度である。生物界の階層は、これら二つのパラメータをとおして、生物現象が精密科学的に扱える程度を規定しているのである。

再現可能性と構造の複雑さ

生物現象はたがいに似ていないと、精密科学的に扱うことができない。一般に複雑な構造ほど、たがいのあいだの差異がめだってくる。多様性が増してくるともいえる。生物現象の再現可能性を規定する第一の要因は、構造の複雑さ、すなわち多様性であり、それが生物の階層に依存するのである。

生物界の階層のなかで、生体高分子よりは細胞、細胞よりは個体、さらに種、生物界とより上位にのぼっていくと、構造は複雑になってくる。より上位のものほど、多様性が増し、個性が豊かになってくる。同じ種類の分子のあいだで、個性というのは、どれほどのものがあるだろうか。構成原子の一部が同位体におきかわっているようなことが、個性といえばいえるかもしれない。細胞の場合には、同じ種類の細胞といっても、経歴や環境によって、さまざまな差異がでてくる。肝細胞といっても、肝小葉の中心部と辺縁部では、構造に差があるし、赤血球は、つくられてから数週間もたつと、細胞膜が壊れやすくなる。個体の場合には、個性の存在は、明々白々である。さらに種ともなれば、たがいに等置しうるかどうかすらが、問題となってくる。

個性が明確になるということは、相互のちがいがあきらかになってくることであり、繰り返されない性質の割合が増してくるということを意味する。すなわち、この生物界の階層のなかで、上位にあがるほど、構造の複雑さと多様性は増し、それにつれて事象の再現可能性は小さくなるのである。

この階層のなかで、下位のものほど、精密科学的に扱える余地が大きい。下位の単純な、多様性の少ない、したがって再現可能性の大きな生体高分子を扱う分子生物学は、ほとんど精密科学といえるほどに厳密なとり扱いが可能である。細胞を精密科学的に扱うことに、違和感を覚えることはないだろうが、それでも細胞が多様であるという留保はどこかにつきまとう。これにたいして人間という個体を、没個性なものとして扱ってしまえば、人権蹂躙となるおそれがある。種社会を扱う動物行動学や動物社会学では、その集団の特性や経歴などが問題になってきて、いちようなとり扱いがしにくい。

生物現象の再現可能性を規定する構造の複雑さが、生物の階層だけで決まるというのは、あきらかに単純化しすぎである。同じ階層のものでも、構造の複雑さにはあきらかに差異があり、したがって再現可能性もいちようではない。たとえばヒルやアメフラシのような無脊椎動物の単純なものに比べれば、人間を含めた哺乳類は、比較にならないほど複雑で多様である。

再現可能性と反復頻度

生物現象の再現可能性は、構造の複雑さとは独立に、反復頻度によっても左右される。構造が複雑になり、それに伴って多様性が増しても、十分な数を調べれば、統計的に厳密なとり扱いもある程度可能になるのである。

生物現象はしばしば、同等のものが同時に多数存在する。頭に生える多数の髪の毛は、たがいに同等であると考えられる。このような場合を、生物現象の空間的な反復とよぶことにしよう。これにたいし、生物現象では、同等のことが繰り返しおこる場合がある。すなわち、生物現象の時間的な反復である。心臓の拍動のような場合である。

生物現象は、本来複雑で精密科学的なとり扱いを許さないものだが、反復性によって、疑似精密科学的にとり扱うことが可能になる。空間的、時間的に反復することは、生物現象の特徴でもある。そして空間的および時間的な反復頻度は、生物界の階層性によって制約されているのである。

腸の粘膜の細胞が、一人の人間の身体のなかに多数存在するように、ある生物階層に属するものは、上位の生物階層の構造のなかにおおむね多数含まれる。生物階層の最上位のもの、すなわち生物界そのものは、自然界にただひとつしか存在しないが、階層を下がるにつれて数が増える。一般的な傾向として、生物階層の下位のものほど空間的な反復頻度が増し、疑似精密科学的なとり扱いが容易になる。

もっとも、空間的な反復頻度も、単純に生物階層の位置によって決まるものではない。人体には、さまざまな種類の細胞がある。それぞれの細胞種が全身にどれだけの数があるか、厳密に測定した値は知らないが、細胞の種類によってその数はあきらかに異なる。骨や筋のように全身に広がる生物組織の細胞は、非常に数が多いが、脳の下面にある下垂体という内分泌腺は、重量わずか〇・五グラムほどで、細胞数もずっと少なくなる。さらに極端な例としては、硬骨魚類の延髄にあるマウスナー細胞である。これは、魚が驚いたときに、反射的に逃げだすという反応を司どる神経細胞であるが、ひとつの個体に左右わずか一対しかない。

生物現象は、時々刻々繰り返しているが、その繰り返しの周期は、じつにさまざまである。人間の身体をみても、心臓の拍動のように周期が一秒以下のものから、睡眠のように一日ごとにおこるもの、さらに女性の生殖周期のように一ヵ月近い周期をもつものもある。時間的な反復頻度は、この周期の長さに反比例する。周期の短い現象ほど、反復頻度が高く、疑似精密科学的なとり扱いが容易になる。

生物現象のなかには、もはや一生に一度しかおこらないものもある。人間でいえば、受精卵から胎児をへて成体になるまでの発生過程や、老年になって身体の機能が低下する老化の過程がそれにあたる。さらに人間の一生そのものが、ただ一度の繰り返しのない過程だといえるだろう。そういった一生に一度の繰り返しのない過程は、人間のような個体にかぎらず、生物階層のあらゆる段階にみられる。生体高分子についていえば、細胞内で合成され、機能するべき場所にたどりつき、やがて壊れていく過程があり、細胞については、分裂によって親細胞から生じ、死んでいくまでの過程がある。同様に、動物種や生物界そのものも、地質学的時代のある時期に生まれ、やがては滅亡していく運命にあるだろう。

これら一生に一度の繰り返しのない現象は、時間的には再現可能性がないので、疑似精密科学的にとり扱うためには、多少の工夫がいる。すなわち、その現象をひとつ上の階層から眺めて、空間的に反復させるのである。たとえば腸粘膜の上皮細胞は、腸腺の底で分裂によって生まれ、腸絨毛の尖端に向かって移動していき、二週間ほど後にはその尖端から脱落して死んでいく。その過程は、個々の細胞にとってはただ一度かぎりの事象だが、個体にとってみれば、毎日のようにおこる恒常的な過程である。細胞の個性を無視すれば、反復される過程として扱うことができる。人間というひとつ上の階層からみることにより、空間的に反復する過程として捉えるのである。また人間の発生、成長、老化、死という一生は、その個

［生物界の階層］	生物界	種	個体	細胞	分子
［階層の上下関係］	上 ↔				下
［複雑さ、多様性］	大 ↔				小
［再現可能性］	小 ↔				大
事象の例：分子の作用					反復的
事象の例：分子の生成				反復的	一回的
事象の例：細胞分裂			反復的	一回的	
事象の例：個体の生涯		反復的	一回的		
事象の例：種の生成	反復的	一回的			
事象の例：系統進化	一回的				

表10　生物界の階層と、さまざまな事象の反復頻度の関係。それぞれの事象の例は、生物界のどの階層からみるかによって、一回的な事象であったり、反復的であったりする。ある階層について一回的な事象であっても、それより一段上の階層から眺めると、反復的な事象として取り扱うことができる。たとえば、細胞分裂は、その細胞からみれば、一回的な事象だが、それを含む個体からみれば、反復的な事象である

人にとってみればただ一度だけ経験するいわば歴史的な事象であるが、ヒトという種全体からみれば、日常的な現象である。個人を無名な交換可能なものとして扱うかぎりでは、反復する事象なのである（表10）。

以上のような操作は、医学や生物学の研究者が、ほとんど無意識のうちに、日常的に行なっていることである。いってみればあたりまえのことである。しかしこの日常的な操作の前提を、われわれはしばしば忘れ、不可能なことを期待したり、許される以上に拡張したりしがちである。

このような誤解はいたるところにみられるが、生物界全体の歴史的な事象、すなわち系統進化についての議論には、とくに顕著である。生物界全体の進化というのは、時間的にはもちろん、空間的にも反復することのない、歴史的な、絶対的に一回かぎりの事象なのである。このような事象を、精密科学的に扱うことには、あきらかに無理がある。進化論の研究の歴史は、そのような無理の積み重ねの歴史ではなかったろうか。

3　生物現象の階層性と形態の見方

解剖学者の養老孟司は、『形を読む――生物の形態をめぐって』（一九八六）という本のなかで、われわれが生物形態のなかに意味をみいだすさいに、四つの視点のどれかをとるということを論じている。①数学的・機械的な観点、②機能的な観点、③発生的な観点、④進化的な観点である。形態の見方は、これら四つしかない、というのが彼の主張である。

第一の数学的・機械的な見方の例としてあげているのは、大腿骨などの中心部の海綿質のつくる骨稜の走り方である。この例をみてもわかるように、この見方は、ラッセルの形態学思想の物質論に相当する。

第二の機能的な見方は、われわれが生物構造にたいするときの、もっとも普通の見方かもしれない。養老のあげる実例は腸である。腸は、食物の栄養分を吸収するために、内表面積を広くする必要があり、そのために、①小腸が長くなって腹腔のなかに折りたたまれており、②内面には輪状のヒダが備わっており、③粘膜は絨毛という突起をつくっており、④粘膜の上皮細胞は細長い微絨毛という突起を伸ばしている。これは、ラッセルのいう機能論の立場に相当する。

第三の発生的な見方について、養老は例をあげていないが、解剖学の教科書などでよく例にあげられるのは、さまざまな奇形である。心房や心室の中隔欠損、環状膵による十二指腸狭窄、食道や直腸の閉鎖、腎臓の分葉などが、発生過程の異常によるものとして説明される。

第四の進化的な見方では、爬虫類の上顎と下顎のあいだの顎関節が、哺乳類の耳小骨のツチ骨とキヌタ骨のあいだの関節と、相同であるとする、ライヘルト・ガウプ説が紹介されて

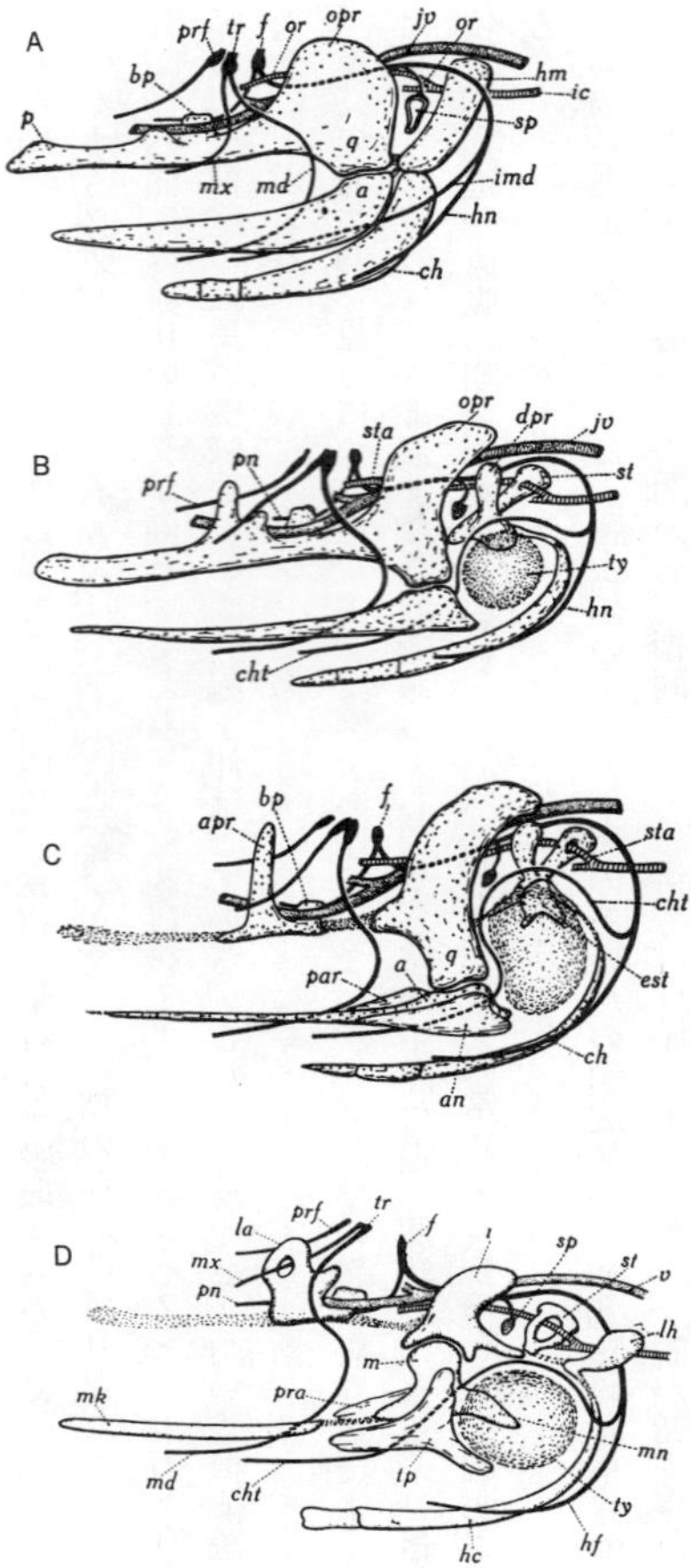

爬虫類の顎関節が、哺乳類の耳小骨のあいだの関節に進化したというライヘルト・ガウプ説の説明図。Aは魚類段階、Bは両生類段階、Cは爬虫類段階、Dは哺乳類段階を示す。両生類と爬虫類にみられるただ一つの耳小骨（st）は、哺乳類の耳小骨のアブミ骨（st）になったが、もともと魚類の第2鰓弓の舌顎骨（hm）から生じたものである。爬虫類の顎関節をつくる方形骨（q）と関節骨（a）は哺乳類の耳小骨のキヌタ骨（i）とツチ骨（m）になったが、これはもともと魚類の第1鰓弓に属していた

いる。

養老による第三の発生的な見方と、第四の進化的な見方は、ラッセルによる先験論に含まれると考えてよい。

養老による形態の四つの見方も、ラッセルによる形態学の三つの思想傾向も、結局のところ、生物形態をどう解釈するかという問題に帰着する。同じ構造をみても、それぞれの視点から、異なる意味をみいだすことができる。生物の形態を眺めるときに、われわれは、養老の四つの見方、あるいはラッセルによる三つの視点のどれかによって、意味をみいだす。生物形態を眺める視点がこれらに限られるという証明はできないが、私は、これら以外に、生物形態を眺める視点はないと確信する。それは、これらの視点、とくにラッセルによる三つの思想傾向が、生物現象の階層性と、密接に関わっているからである。

ラッセルの形態学についての三つの思想を並べて気がつくことは、形態の意味をなにかに関連づけてみいだしていることである。機能論では、その構造がはたす機能、すなわちその構造が全体のなかで占める役割が、問題となる。先験論では、その構造と似てはいるが、多少異なるところのある別の構造が問題となる。そして物質論では、その構造の構成要素が問題となる。いいかえれば、機能論では生物階層における上位との連関、先験論では同水準での連関、物質論では下位との連関が、構造の意味としてもちだされてくるのである。

腎臓の糸球体を例にとって考えてみよう。糸球体は、腎臓の皮質のなかに一〇〇万個ほどもある毛細血管の糸玉である。糸球体を包むボウマン嚢という袋は、腎臓のなかを迂曲したり往復したりしながら長々と走る尿細管に続く。（一）機能論では、血液から尿を濾過して尿細管に流し込むという糸球体の機能が注目される。血漿のなかの水とイオンは濾過するが、タンパク質は濾過しないという性質や、濾過量を自動的に調節する機能が、注目される。より上位の腎臓全体の機能や、個体の生命維持という連関により、構造の意味づけがされる。（二）先験論では、形態の多少ちがう糸球体をとりあげて比較する。たとえばヒトの成人の糸球体と比較する相手は、発生期の形成過程にある糸球体であったり、メサンギウムの大きな鳥類の糸球体や毛細血管の太い両生類の糸球体など、他の動物の糸球体であったりする。まさに同列に並ぶ糸球体同士を比較するのである。（三）物質論では、糸球体構造を構成要素に分解し、再構成する。毛細血管内の高い血圧によって、基底膜に大きな張力がかかっていること、その基底膜をメサンギウム細胞の収縮装置が内向きに牽引して構造を保持していること、こういった点に注目する。糸球体を構成する細胞より下位の分子の力学を軸に構造が整理される。

ラッセルの三つの思想潮流は、生物現象の階層性を反映したものである。機能論では、上位の階層に連関を求め、先験論では、同水準の階層に比較の相手を求め、そして物質論においては、下位の階層へと還元する。機能論、先験論、物質論という三つの視点が区別されるのは、生物現象が階層性をもつということに由来するのであるが、それは一方で、形態の意味をなに事かとの連関においてみいだすという人間の基本姿勢に由来するものである。形態の意味を形態そのもののなかにではなく、他との連関のなかにみいだそうとすること、これはまさに人間の脳の構造と機能がもたらす必然的な枠組みであるのかもしれない。

二〇世紀も終盤に近づき、物質論すなわち疑似精密科学としての生物学は、ますます強力になりつつある。細胞生物学や分子生物学の成果ははなばなしく、病気の診断や治療といった実用的な面にも応用されている。生物現象のことごとくを精密科学的に扱うことが可能であるというのは、あきらかな錯覚であるが、こういった錯覚が、いたるところで無分別にまき散らされているように思える。

生物現象を上位や同水準との連関でみる機能論や先験論は、物質論と同様に、健全で意味深いものである。われわれの日常的な常識からいっても、細胞を構成する分子そのものよりも、細胞全体の構造や機能の方がはるかに重要であり、一個一個の細胞よりも、人間の身体全体の方がはるかに重要であることは、あまりにも当然である。人の健康と生命をあずかる医師にとって、病気の原因を特定するだけでなく、それぞれの患者の全身状態を把握することが、真に要求されているのである。

ラッセルの『動物の形態学と進化』は、非妥協的な物質論の台頭を憂いた一文で、形態学史の概観を終えている。

我々はいまや、形態の問題についての歴史的探索の終点に達した。形態学の将来の進路がどうなるかは、誰にも言えない。しかし今世紀に、動物形態の大きな未解決の問題に向う、より素朴で謙虚な態度への回帰が見られるであろうという意見には、賭けてもいいだろう。独断的な物質論と独断的な進化論は、過去に、生命現象の複雑さと神秘さに対して、我々の目をふさぐ傾向があった。我々は、生物を、新しい目とより真実な共感をもって眺める必要がある。そうすれば我々は、生物を、我々自身のように活発で、生命的で、情熱的な存在として見るだろう。そして我々の形態学は、可能な限り、生物の形態を活動性の言葉により解釈しようとするだろう。

これが、アリストテレスの試みたことであり、彼以後の影の指導者の系譜である。我々はできる限り、彼らのあらゆる助力を得ようではないか。（坂井建雄訳）

二〇世紀末の現在においては、生物学における精密科学的方法の役割は飛躍的に増大している。その今日においても、いや今日だからこそなお、機能論や先験論のもつ価値を忘れてはならないのだと、私は思う。

第七章　解剖学と時間――個体発生と系統発生

1　時間と空間の扱いかた

われわれをとりまく世界は、時間と空間という枠組みのなかで動いている。われわれは、時間や空間そのものを、直接にみているわけではない。世界のなかのできごとを観察したときに、それらが三次元の空間のなかで、時間の流れに沿って生起することに、自然と気づくのである。

解剖学者は、生物の形態を、時間の流れを断ち切って観察する。解剖されるご遺体も、顕微鏡をとおしてみられる切片も、すべて生命の営みを止めて、動きのない永遠の時間のなかにとどまっている。解剖の時間は、流れることなく、停止する。時間の流れない標本を観察する解剖学は、本当の意味の生物学ではないという反省は、解剖学者につねにつきまとう。しかし解剖学の研究は、空間的な構造を重視して、あえて時間の情報を切り落とすのである。

時間を停止させる解剖学者と対照的なのは、時間の流れのなかで生物現象を観察する生理学者である。彼らは、生物現象を、時間に沿って流れるものとして扱う。彼らは生物現象を、しばしばグラフとして表現する。横軸に時間経過をとり、縦軸に生物現象を示すある数値をとる、そういったグラフである。このようなグラフでは、現象の空間的分布は、まったく無視されている。彼らは、現象の時間的な経過を重視して、空間的な情報を切り捨てるのである。

解剖学者の示す静止画像では、時間的な情報が切り捨てられるし、生理学者の示すようなグラフでは、空間的な情報が失われてしまっている。空間的な配置と時間の流れの両方をともに観察するという方法こそ、医学・生物学の研究が目指すべき理想的な道なのかもしれない。じっさい、解剖学と生理学のあいだのこの第三の道を目指す人たちもいるのである。

動く画像をみせる

わたしが医学部を卒業して、解剖学教室に入ったのは、中井準之助教授が東京大学に在職した最後の年であった。中井教授は、組織培養法のパイオニアの一人であり、神経細胞と骨格筋細胞を培養して、人工的に神経と骨格筋の接合部をつくるという実験を行なっていた。

わたしがはじめてみた培養細胞の映像は、中井教授の培養された神経細胞の映画であった。位相差顕微鏡をつかえば、培養細胞を生きたまま観察することができる。顕微鏡の下にみえる実時間の培養細胞は、ほとんどなんの動きも示さないが、一—一〇秒に一コマほどのコマ落として撮影すると、培養された神経細胞が、驚くほどの激しい運動をするのがみえてくる。培養神経細胞は、長い細胞突起を伸ばし、その先端が扇状に広がっている。その扇の縁から指のようなフィロポディアが、伸びだしては引っ込みという動きを繰り返している。中井教授の文学的な表現によれば、神経細胞はフィロポディアによって周囲を触診し、伸びるべき方向や、接合部をつくるべき対象を調べているのだという。

現在では、多種多様な組織から細胞がとりだされ、培養されている。また組織の一部そのものを培養することも、多くの研究室で行なわれている。わたしの周りにも、唾液腺の腺房をとりだして培養し、分泌顆粒が細胞から放出されるようすを観察する人がいる。また水腎症という腎臓の組織が薄っぺらになる状態をつくり、血液が糸球体を流れるようすを観察している人がいる。しかし中井教授の神経細胞の映画ほどにドラマチックなものには、まだお目にかかったことがない。

解剖学者が使う写真や、生理学者が使うグラフでは、細胞や組織の動きをみせるのは、相当に困難である。培養した細胞や組織の動きをみせようとする人たちは、それぞれに工夫している。中井教授は、培養細胞の動きを一六ミリフィルムの映画に撮り、学会発表や講演ではそれを映写した。最近はＡＶ機器が発達してきて、ビデオに記録する人が多い。わたしの凝り性の友人は、八ミリビデオプレーヤーとビデオプロジェクターをもち歩き、それを使ってしばしば講演をしている。

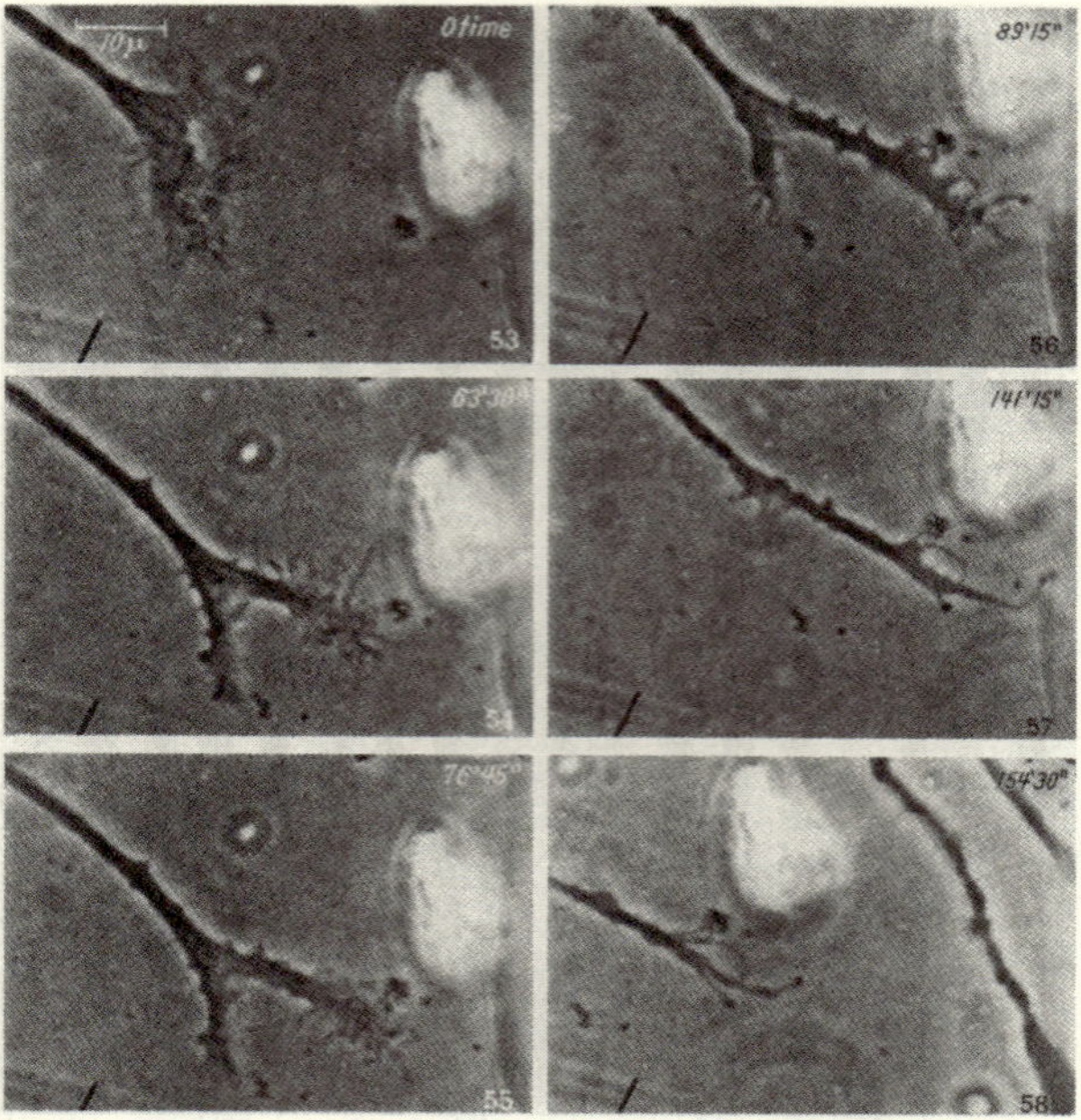

培養神経細胞の突起の先端部が伸びていくようすを示す組写真

口頭での発表や講演で、動く画像をうまく用いると、聴衆に強いインパクトを与えることができる。しかしこういう動画に凝る人たちは、論文を書くという段になると、しばしばとまどってしまうようだ。そもそも論文を発表する雑誌という媒体は、動きのある画像をそのまま収めることができない。動画のコマをいくつか並べて、なんとか動きを示すことはできるが、動画のもつ迫力は、まったく失われてしまう。

マスコミュニケーションという不特定多数への情報伝達は、紙の上への印刷が、ながらく唯一の手段であった。印刷情報は、現在でもマスコミュニケーションの有力な手段のひとつであるが、ラジオのような音による情報、さらにはテレビや映画のように、動画と音を組み合わせたものが、主役になりつつある。印刷術の発明による文字情報の普及を、第一の情報革命とすれば、AV機器による動画情報の普及は、第二の情報革命といってよいだろう。

しかし学術情報の分野には、この第二の情報革命は、ほとんど浸透していない。研究成果を紙の上に印刷した形で発表するための学術雑誌は、それぞれの専門分野に数多くある。そのわずかな隙間をさらに埋めるように、毎年いくつもの雑誌が創刊されるので、かぎられた予算のなかでどの雑誌を購入するか、図書館でもその選定に苦慮するほどである。これにたいし、ビデオのような動画情報を掲載する学術メディアは、わたしが知るかぎり、現在のところひとつもない。

印刷した論文を発表する学術雑誌が、多数あるというだけではない。研究を評価するシステムが学術雑誌を中心に形成され、現在ではそれが高度に発展しているのである。それぞれの研究論文の質は、もちろん論文の内容そのものによって評価されるのだが、研究のその分野に精通していなくても、学術雑誌に掲載された研究論文については、研究の質をおおよそ評価するために、さまざまな補助情報が利用できるのである。研究費の配分や、昇進のための資格審査など、研究者がたがいの業績を評価しなければならない機会は、数多くある。その度ごとに、かならずしも自分の専門分野でない研究を、論文の内容のみから評価するのは、ほとんど不可能に近い。評価のための補助手段は、けっして研究の質そのものを示す本質的なものではないのだが、きわめて便利なものである。

研究論文を評価するポイントのひとつは、どういう雑誌に掲載されたかである。学術雑誌は、投稿された論文原稿を、同じ分野のほかの研究者が査読して採否を決める制度をもっている。発表した論文は、できるだけ多くの研究者の目に触れてほしいわけであるから、販売部数の多い雑誌ほど人気があり、論文を掲載してもらうのがむずかしく、評価が高い。また日本で発行されている雑誌よりも、外国の雑誌の方が、おおむね評価が高い。もっとも日本で発行されている雑誌のなかでも、外国雑誌をしのぐ評価をえているものから、どのような論文でも形が整っていれば掲載してくれる救済雑誌まで、さまざまである。

雑誌そのものを評価するための補助手段もある。研究論文は、本文のなかで過去の論文を引用している。発表されたそれぞれの論文が、どういった過去の論文を引用しているかをコンピューターに入力し、その情報をもとにして、現在どの雑誌の論文がさかんに引用されているかが、わかるようになっている。それぞれの論文の引用状況も、もちろん調べることができる。しかもこのような情報は、定期刊行物として出版されたり、コンピューター・ネットワークを通して検索できたり、だれでも容易に手に入るのである。

生物学の研究者が、動画情報を発表する機会は、いまのところ少ない。また自分の研究成果を、学会などでビデオを使って発表しても、業績としては評価されにくい。コンピューター技術の発達によって、動画情報を流通させる素地がじゅうぶんにできあがったとき、動画という紙に印刷できない情報を、学術情報として流通させる媒体が生まれ、それを核にして動画による学術情報を評価するシステムができるかもしれない。空間を解析する解剖学と時間を解析する生理学の中間の道が、研究領域として開けてくるのは、そのようなときだろう。

生物現象の不確定性

しかし、この第三の道が発展しても、解剖学と生理学の重要さは変わらない。解剖学があえて時間の情報を切り捨て、生理学が空間的な情報を切り捨てるのには、本質的な意味がある。

解剖学の扱う情報の例として、電子顕微鏡による静止画を、とりあげてみよう。電子顕微鏡で撮影するための試料は、原則として固定されて時間を止められている。もはや時間経過についての情報は失われている。しかしそのなかにみいだされる空間的な情報は、じつに精細なものである。細胞の外形だけでなく、さらに細胞を構成する小器官や生体高分子までもが、みえてくるのである。これほどに精細な空間情報は、生理学や第三の道の研究方法では、けっして語られない。

生理学の扱う情報の例としては、細胞の膜電位の変動のグラフをとりあげてみよう。そこにはなんの空間的情報も含まれていない。しかし細胞膜の興奮のさいの膜電位の変動のようなミリ秒（千分の一秒）単位で経過する現象まで、解析することができる。すばやい時間経過にたいするこれほどの分析力は、解剖学にも第三の道にもない。

第三の道は、空間と時間を総合的に扱えるという長所はあるものの、空間の解像力においては解剖学に劣り、時間の分析力については、生理学に及ばないのである。

これら三つの研究方法を並べてみると、時間と空間の観察の精度がたがいに反比例することがわかる。すなわち、われわれは生物現象の時間の解像度と空間の解像度を、同時に最大にすることはできない。これは物理のミクロの世界における不確定性原理を思いおこさせる。生物現象は、たとえ細胞やそれを構成している分子であっても、物理のミクロの世界に比べれば、はるかに巨視的な世界であるが、それでも現象だけをみていると、時間と空間について不確定性が認められるというのは、面白い。

時空間のなかで生起する生物現象の観察の精度には、限界がある。空間的分布の精度を高くすれば、時間の精度は犠牲にされる。時間の精度を高くすれば、空間的分布についての情報が得られない。生物学者は、空間についての精度をあげるか、時間についての精度をあげるかの、二者択一を迫られているのである。

時空間における生物現象観察の不確定性というのは、観察技術の限界だけに由来するものではない。自然を観察するわれわれの注意力そのものに、不確定性の性質がある。画像が時間とともに動いていると、画像の動きは目につくが、画像の粗さそのものはあまり気にならない。テレビ画面の静止画像が新聞などに掲載されると、その画面の粗さが目についてくる。現象の時間経過に注意をむけると、空間の解像力が落ちてくるのである。

生物の身体から、構造についての情報を最大限に汲み取るためには、現象の時間経過をとりあえず切り捨て、空間内の配置に最大限の注意力を向けなければならない。解剖学では、こうしてまず時間を停止させ、静止した構造についての情報を集めるのである。

しかし解剖学者も、自分たちの扱っている対象が、生きているものであり、時間とともに流れていくものであることを知っている。解剖学では、いったん時間を停止させて空間的な情報を集め、それをふたたび時間と関係づけ、時空間内での生物現象を再構成するのである。解剖学はいったん失った時間を、こうして回復する。

2　生物現象の時間

生物現象は、その空間的な大きさからいってもさまざまなものを含むが、時間的な長さからいっても、じつに多様である。生物現象の時間的な進みかたは、いちようではなく、一筋縄で論じるわけにはいかない。生物現象を支配する時間の特徴は、どのようなものだろうか。

生物現象の時間単位

生物現象の時間の単位は、きわめて幅が広い。細胞膜の興奮現象のようにミリ秒単位でおこるもの、腸管の運動のように秒単位でおこるもの、体温の調節のように分単位でおこるものがある。腸の上皮細胞の寿命は日単位、人間の寿命は年単位、そしてヒトという種が成立してきた過程は一万年単位で、それぞれ数えるべき現象である。一ミリ秒と一万年のあいだには、約三〇〇兆倍ものひらきがある。

このようにさまざまな速さで進む生物現象を、観察するのはわれわれ生身の人間である。われわれの知覚が追従しやすいのは、秒単位で進むような速さの現象である。それよりゆっくり進む現象は、しばしば静止しているようにみえるが、時間を縮めることによって、動きをつかまえることができる。

人間の成長を研究するのには、非常に時間がかかる。たとえば身長の成長を調べるためには、さまざまな年齢層の個体の身長測定のデータをある時間間隔をおいて集めて、特定の世代の身長が年とともにどう変化するかをグラフにする。しかし人間の身長は、子どもから大人になるまで、一定の割合で成長するわけではない。どの人にも、身長が勢いよく伸びる成長期があり、何歳ごろにその成長期が訪れるかは、人によって異なるのである。集団のデータを集計する方法では、身長の伸びのピークが隠されて、ひとりの人間がどのような身長の伸びかたをするかがわからない。人間の成長のパターンをあきらかにするためには、同一の個人の成長を、長年にわたって計測するという地道な気の長い作業が要求される。これは、ゆっくりと進む生物現象のうち、人間が経時的に観察できるほとんど限界だろう。

これより経過の長い生物現象をたどるには、もはやあとに残された記録から再構成するしか方法がない。動物の進化史は、このようにして再構成されたものである。しかし化石の不完全さは、進化史の完全な再構成を許さない。われわれの想像力によって、不完全な記録の隙間を埋め、筋のとおったものにしてやる必要がある。

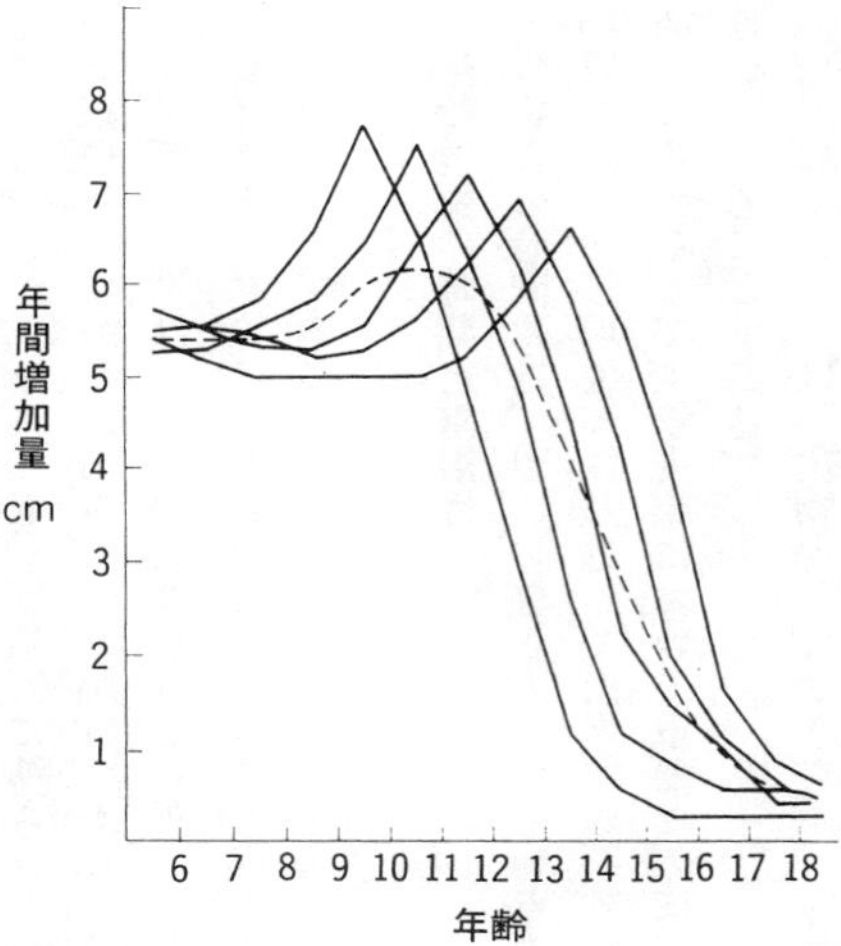

異なる５人の人間の身長の伸び（実線）とその平均（破線）を示すグラフ。個人別のグラフでは、身長がいちじるしく伸びる時期が認められているが、平均のグラフでは、そのピークが隠されている

化石の記録の隙間を埋める想像力が、人間の価値観から、完全に自由であるわけがない。時代や個人のもつ価値観が、知らず知らずのうちに、再構成のなかにしのびこ

んでいる。しかしそれでも、価値観に縛られたがゆえに再構成が誤っていたとすれば、化石の記録はそこに誤りがあると語りかけてくれるはずである。グールドの最近の著作『ワンダフル・ライフ』は、化石の語りかける言葉に耳をかたむけて、動物の進化史そのもの、さらにはその背後にある進化観までも大きく変革した古生物学者たちのドラマを描く、感動的なドキュメントである。

生物現象の時間と階層性

生物界の時間には、単位の幅が大きいということのほかに、もうひとつの特徴がある。生物界では、同じ現象が繰り返して出現する。そのために、生物現象にはある種の周期性が認められる。そして生物現象において重要なのは、この周期がしばしば生物界の階層性と結びついていることである。

自然界においては、生物現象にかぎらず、非生物現象にも、しばしば周期性がみられる。一日や一月や一年といった周期は、両者に共通してみとめられる周期性である。人間のからだにも、睡眠・覚醒というほぼ二四時間周期のリズムがある。女性の身体に特有な月経の周期は、厳密というわけではないが、ほぼ月の満ち欠けの周期に近い。一年の季節にそった周期は、人間ではあまりはっきりしないが、冬眠をするような動物では明確である。

生物現象には、非生物界にも共通するこのような周期性のほかに、生物界の階層性に密着した周期性が加わっている。前章でのべた生物界の階層の構成員である生体高分子や細胞や個体は、それぞれに寿命があり、つぎの世代に交代していく。階層の構成員が寿命をもつこと、またそれにより世代が交代することで、生物界の現象に特有の周期性がみられるのである。

生物界の構成員の寿命は、階層の高さによって単純に決まっているわけではない。細胞という階層をとってみても、細胞の種類によってその寿命の長さはさまざまである。たとえば神経細胞は、発生期に一度つくられて、それが一生そのまま生き続ける。これにたいし、小腸の上皮細胞は、腸陰窩《ちょういんか》の底で細胞分裂によってつくられ、腸陰窩の壁と腸絨毛とを数日かかって上っていき、ついには腸絨毛の先端から脱落して死んでしまう。また赤血球は、骨髄の造血組織でつくられた後、全身の血管を毎日一五キロメートルにわたって循環し、それを四ヵ月ほども続けると、寿命がつきて壊れてしまう。

個体の寿命の長さも、動物種によってさまざまである。クラゲのような無脊椎動物と、ヒトを含む哺乳類のように、体制のまったく異なる動物のあいだで、寿命を比較してもあまり意味がない。そこで哺乳類という共通の体制をもつ動物群に話をかぎることにするが、それでもなお動物の寿命には大きな開きがある。一般にネズミやトガリネズミのように小さな動物は寿命が短く、ゾウやクジラのように大きな動物は寿命が長い。トガリネズミの寿命はほぼ一年、これにたいしゾウの寿命は六〇から七〇年といわれている。

寿命にかぎらず、心拍や呼吸など、生理的な活動は、小型動物ほど速く、大型動物ほど遅い。そこで心拍数を基準にして動物の寿命の長さを測るという試みがある。たとえば人間は、一分間に約七〇回の割合で心拍がある。一日あたりの心拍は、約一〇万回となり、寿命を七〇年とすると、一生のあいだに心臓は二五億回ほどの拍動をすることになる。本川達雄の『ゾウの時間ネズミの時間』によれば、心臓が一生のあいだに打つ脈の数は、どの哺乳類をとってもおよそ二〇億回ほどで、動物の大きさによらずほぼ一定である。

動物種の寿命というのは、どのように決めるべきか、よくわからない。ヒトという種が進化してきた道筋をたどると、食虫類に似た原始的な哺乳類から、霊長類となり、さらにそのなかでも高等なものになり、やがて類人猿との共通の祖先をへてヒトの類にまでいたる。原始的な動物から現在のヒトにまで変化してくるこの系統進化の道筋において、どこからどこまでをひとつの動物種と考えたらよいのだろうか。ヒトを含むいくたの動物種が、系統進化のうえでどのような順番で分離していったかについては、現生動物の解剖や分子レベルでの解析によって、多くのことがあきらかになっている。しかし過去のどのような時期にどのような進化がおこったかを教えてくれる化石の証拠は、あまりにも隙間が多いのである。

系統進化の道筋を、われわれは直接目にすることができない。しかしそれだからこそ、この系統進化という問題は、われわれの想像力を強く刺激する。膨大な時間のすえに、祖先の原始的な動物から、現在の高等な動物まで変化してくる過程を、われわれは時間軸に沿って追体験することはできない。われわれは系統進化の過程を、原始的な動物の形態と現生の動物の形態とのあいだを、いくつかの中間的な形態でつないだものとして、ようやく思いうかべることができる。

われわれの思いうかべる系統進化は、時間の流れを切り捨てた静止画の積み重ねである。さらに人類という動物種に注目し、そこに至る系統進化をとりあげると、単純から複雑へという形態の変遷の過程になる。

系統進化を静止画の積み重ねとして扱うやり方は、まさに形態学が停止した時間を回復するやり方を思いおこさせる。そこではもはや、時間の絶対的な長さは問題ではなく、形態の変化というイメージだけが残される。この系統進化のイメージは、形態変化のパターンさえ似ていれば、時間の長さが異なる他の形態変化過程と、容易に重ね合わせることができる。イメージの重ね合わせが容易にできることは、静止画を積み重ねる形態学の方法の特質のひとつである。

さて、単純な形態から複雑な形態へという系統進化のイメージと、もっとも重なりやすいものは、個体発生のイメージである。個体発生は、個体という階層の構成員の形態が成立する過程であり、系統発生は、動物種が成立し、動物界が多様性をましてくる過程であって、両者のあいだには、ほんらい密接な関係はない。しかし生物学者は、個体発生と系統発生のイメージを重複させ、両者のあいだの関係をさまざまに論じてきた。その重複の歴史は、進化論が確立するはるか以前、アリストテレスの時代にまでさかのぼるのである。

3　個体発生と系統発生

動物の系統発生が一般に認められるようになったのは、ダーウィンの『種の起原』以来のことである。個体発生と系統発生を結びつけるもっとも有名な言葉であるヘッケルの生物発生原則、「個体発生は系統発生の短いすみやかな要約反復である」も、ダーウィンの進化論を受けてのべられたものである。

しかし進化論が一般に定着し、動物の系統発生という過程が認知されるようになる以前から、動物界の多様性のなかに認められる秩序と、個体発生の過程のあいだに、すでにある種の並行関係が認められていた。その並行関係の認識は、さまざまな形に発展して、『種の起原』が登場するころには、すでに動物の系統進化を暗示するものにまで育っていたのである。

存在の連鎖

個体発生と並行するような自然界の秩序として、最初に認められたのは、自然界の生物が、単純なものから複雑なものへと発展するというものである。この思想は、さまざまな生物を単純なものから複雑なものまで一列に並べた、いわゆる存在の連鎖として表現される。

単純から複雑への直線的な発展という考え方は、すでに古代ギリシアのアリストテレスにもみられる。彼は、無生物から植物に、そして植物から動物にゆるやかに移行すると考えた。『動物発生論』のなかで、アリストテレスは動物を五つの群に分類している。

一　哺乳類（体内で胎生の有血動物、完全な動物を生む）
二　卵胎生のサメ類（体外で胎生の有血動物、完全な動物を生む）
三　鳥類と爬虫類（卵生の有血動物、完全な卵を生む）
四　魚類と頭足類と甲殻類（不完全な卵を生む動物、生み落とされてから大きさが増す）
五　昆虫類（蛆を生む）

この分類は、個体発生の様式に基づくものである。アリストテレスは、完成度の高い動物ほど、より完全な状態の子どもを生むと考えている。動物の完成度の系列と、複雑さを増していく個体発生の系列が、並置されているのである。

存在の連鎖の考え方を、もっとも明白な形で表明したのは、スイスの博物学者、シャルル・ボネー（一七二〇―九三）である。彼は、存在の連鎖を、動物界にかぎらず、宇宙全体にまで拡張した。『昆虫学概論』（一七七九）の序文の最後につけられた「自然の存在の連鎖の概要」では、動物、植物、無生物がひとつながりになって長い表となっている。

ボネーの個体発生についての考え方は、前成説の立場に立つものであった。すなわち、身

ヒト
オランウータン
サル
四足動物
ムササビ
コウモリ
ダチョウ
鳥類
水棲の鳥
水陸両棲の鳥
トビウオ
魚類
這う魚
ウナギ
ミズヘビ
蛇
ナメクジ
カタツムリ
貝・甲殻類
管虫
イガ（衣蛾）
昆虫
胆虫
サナダ虫
ポプリ
クラゲ
⋮

⋮
感覚性植物
植物
コケ
カビ
キノコ
ショウロ
サンゴ
イワゴケ
石綿
タルク、石膏
セレナイト、粘板岩
石
模様石
結晶
塩
硫酸塩
金属
半金属
硫黄
瀝青
土
純粋な土
水
空気
火

ボネーによる存在の連鎖。ヒトから動物、植物をへて無機物に至るまでの梯子になっている体の形態は、個体発生のあいだに形成されるのではなく、胚のなかにすでに備わっているものが発展した、というものである。前成説によれば、子どもの身体は親の卵のなかに収まっており、それはさらにその親の卵のなかに収まっている、というように、祖先の卵のなかに、以後のすべての世代の子孫の身体が、入れ子となって収まっているということになる。

ボネーは、入れ子のなかに、自然界の静的な秩序を認めた。そしてボネーにとって存在の連鎖も、自然界の全体を貫く静的な秩序を示すものであった。存在の連鎖は、無生物から、最高の存在であるヒトまで、とぎれることなく続くのである。ボネーにとって、前成説も存在の連鎖も、慈悲深い神がただ一度手を下して世界の秩序を創造されたという信条を表明するものであった。

「進化」の原語にあたる「エヴォリューション evolution」を、生物学の用語としてはじめて用いたのは、ボネーであるといわれる。彼は、親の卵のなかに収まっている個体が、発生のあいだに大きさを増して成体になる過程を、発展 evolutio と表現した。「エヴォリューション」はその後、後成説による個体発生過程、すなわち前進的に形態が形成されていく過程をさし示す言葉として用いられ、さらに前進的な系統進化をさす語として用いられるようになった。進化の意味での「エヴォリューション」が定着したのは、ダーウィン以後のことである。

メッケル‐セールの原則

個体発生と存在の連鎖のあいだの並行関係に、はじめて積極的に目を向けさせたのは、ドイツの解剖学者J・F・メッケル（一七八一―一八三三）である。彼は、一八一一年に、「高等動物の胚の状態と下等動物の成体の状態のあいだにみられる並行関係の証明のこころみ」という長大な論文を発表した。この並行関係を証明するために彼が集めた実例は、きわめて雑多なものであった。そのなかには、たとえば哺乳類の心臓が個体発生のあいだに、昆虫のように単純な管状から、甲殻類のような一心房、さらに魚類の心臓、爬虫類の心臓をへてから、二心房二心室の心臓になるという、現在でもひきあいにだせるような例もあげている。しかし、哺乳類の胎盤を魚類や軟体動物の鰓と対応させるような、こじつけにしかみえないような例も多数あげている。

メッケルと独立に、フランスの解剖学者のセール（一七八六―一八六八）も、メッケルと同様の見解に到達し、一八二〇年代から三〇年代にかけて、一連の論文のなかで表明した。セールは、ジョフロア・サンティレールの弟子で、奇形をくわしく観察した医学解剖学者であった。彼は、正常な発生過程が途中で停滞したり、形成力が過剰になって構造が余分にできるために、奇形ができるのだと考えた。発生過程は、存在の連鎖と並行して進んでいくのであり、したがって発生過程の停滞による奇形では、下等動物の成体に対応する形がみられるとした。「人間の器官形成は、つかのまの比較解剖学である」という言葉を、セールはのべている。

メッケルとセールが個体発生の過程と対応させたのは、系統発生そのものではない。ラマルクがすでにまとまった形で進化説を主張していたとはいえ、彼らの時代に、系統進化はまだ一般に認められていなかった。彼らが、個体発生の過程と対応させたものは、現生の動物界の多様な動物を、単純なものから複雑なものへと一列に並べたもの、すなわち存在の連鎖であった。個体発生と存在の連鎖のあいだのこの並行関係は、二人の名前をとってメッケル－セールの原則とよばれる。

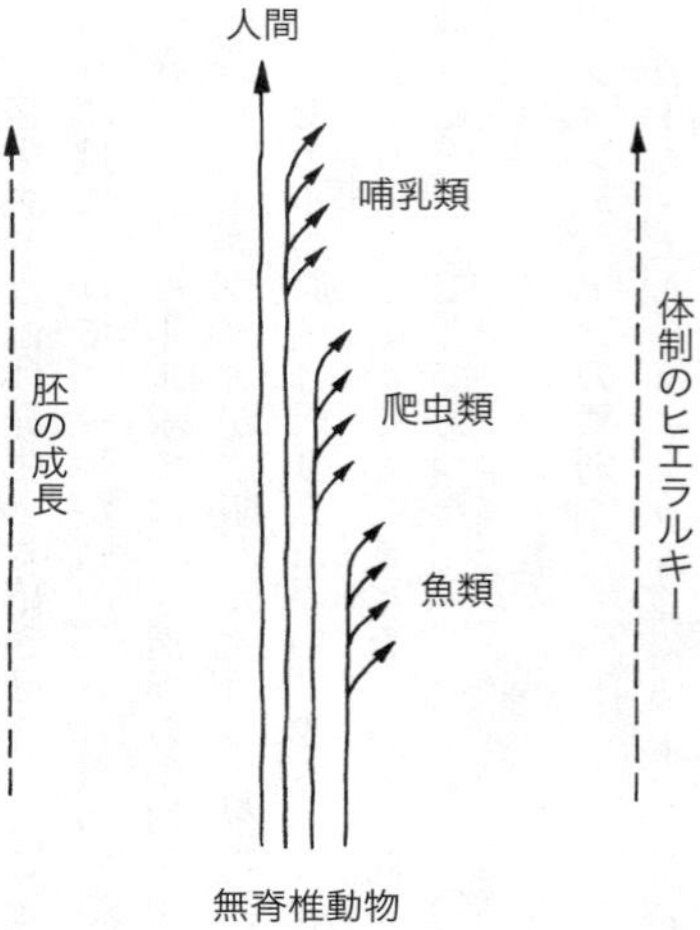

メッケル-セールの原則。胚の発生と体制のヒエラルキーが、並行して上昇する系列としてとらえられている

メッケル－セールの原則が、ボネーの見解とはっきり異なるのは、個体発生の過程について、後生説の立場をとっている点である。メッケル－セール説においては、個体発生は、未分化な胚が複雑さを増していく過程である。これにたいし動物界には、存在の連鎖という静的な秩序だけが認められていたのだ

が、後生説的な個体発生と対応させられることにより、動物界においても体制が発展するという認識にむけて、一歩が踏みだされたのである。

メッケル‐セール説では、自然界の動物がすべて同じ体制をもつということが前提になっている。キュヴィエが主張したように、動物界に異なる体制の存在を認めたのでは、メッケル‐セールの原則は成り立たない。さらにこの原則のもうひとつの弱点は、裏付となる発生学的な所見に乏しいことであった。彼らの時代は、発生学の研究がドイツで本格的にはじめられる直前のことであった。

フォン・ベーアの原則

カール・エルンスト・フォン・ベーア（一七九二―一八七六）は、発生学の創始者であり、彼の『動物の発生学について――観察と考察』（一八二八）によって、発生学の時代がはじまった。フォン・ベーアは、さまざまな脊椎動物の発生を調べ、胚葉形成、組織学的分化、形態形成という、個体発生の主要な過程をあきらかにして、発生学の基礎を築いたのである。

フォン・ベーアは、みずからの発生学の研究をもとに、メッケル‐セールの原則を批判し、個体発生と動物界の多様性のあいだに、たんなる並行関係ではない別の原則が、存在すると主張した。フォン・ベーアは、じっさいの個体発生の過程のなかに、メッケル‐セールの原則と矛盾する点をいくつもみいだした。胚のそなえている形質の多く（たとえば胎盤）が、どの動物の成体にもみいだされないこと、高等動物の胚と下等動物の成体が、完全には一致しないこと、などである。しかしメッケル゠セールの原則にたいする最大の反論は、二点にしぼられる。

第一の反論は、個体発生の観察に基づくものである。フォン・ベーアは、さまざまな動物の個体発生を調べて、発生過程が一般的なものから特殊なものに進むことをあきらかにした。すなわち、発生とは、個性をはっきりさせることであり、共通の初期状態から独特なものへと向かう、真の意味での分化であるという。したがって高等動物の胚が、下等動物の成体に一見似ているのは、分化度の低い下等動物の成体が、胚の状態から少ししか離れていないからである。高等動物の胚は、ほんらい下等動物の胚と似ているのである。

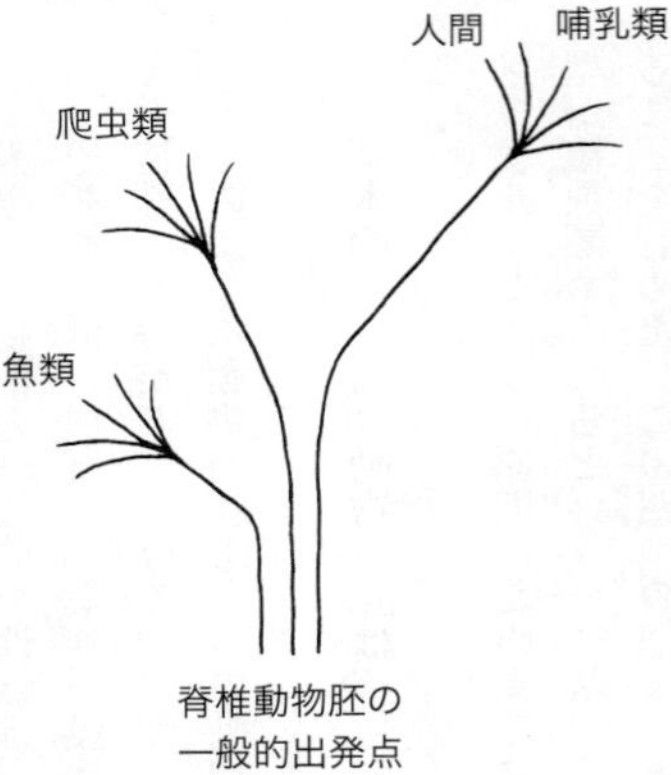

フォン・ベーアの原則。胚の発生は、根元では一致するが、分岐していくものとして描かれている

フォン・ベーアは、自分の個体発生の原則を、四つの項目にまとめている。

一　大きな動物群の一般的な性質は、特殊な性質よりも発生において早くあらわれる。
二　一般性の低い形質は、より一般性の高い形質のあとに形成され、こうして最後にもっとも特殊なものがあらわれる。
三　どのような動物の胚も、他の動物の最終的な状態を経過するのではなく、むしろ離れている。
四　基本的に、高等動物の胚は、他の動物の成体に似ることはけっしてなく、その胚に似る。

メッケル－セールの原則にたいするフォン・ベーアの反論の第二は、動物界に異なる体制の型が複数認められるという点に基づく。フォン・ベーアは、動物の発生過程に四つの型があることを認めた。この四つの型は、キュヴィエの提唱した四つの動物門に一致するが、フォン・ベーアは、キュヴィエとは独立にこの分類に達したとのべている。フォン・ベーアによる周辺型、縦長型、集塊型、脊柱型という四つの発生型は、キュヴィエによる放射動物、関節動物、軟体動物、脊椎動物に対応する。すなわちこれら四つの動物群のあいだでは、成体の体制も発生の型も、まったく異なるのである。メッケル－セールの原則が前提とするような、自然界をつらぬくただひとつの存在の連鎖というものは、ありえないのである。

フォン・ベーアによって、個体発生の過程は、一筋の上昇する系列ではなく、枝分れして広がっていくものになった。出発点となる一般的な状態が、しだいに分岐し分化して、多様な動物の成体となるようすは、系統進化をほうふつとさせる。

アガシによる三重の並行関係

ここまで個体発生と比較されてきたのは、現生の動物界であった。動物界の多様性は、たしかに動物の系統進化の結果として生じてきたものではあるが、系統進化の過程そのものではない。系統進化の過程を直接示してくれるのは、むしろ化石の証拠である。ダーウィンの『種の起原』が登場する直前の、一八四〇―五〇年代には、個体発生の過程、現生の動物の系列、そして化石の記録の系列のあいだに、三重の並行関係が存在することが、ひろく論じられるようになっていた。

三重の並行関係を主張した代表的な論者は、スイス生まれのルイ・アガシである。彼は、一八二〇年代にドイツで医学を学び、さらにフランスに移ってキュヴィエの知遇を得た。しばらくスイスで教職についたが、一八四六年にアメリカに移住し、アメリカにおける博物学の基礎を築いた。アガシの学説は、メッケル‐セールの原則が収まる場所をキュヴィエの思想体系のなかに探る、という性格をもっている。すなわちアガシは、その経歴からみてもわかるように、ドイツの自然哲学とキュヴィエの経験主義から、つよい影響を受けているのである。

発生過程、現生の動物界の体系、化石の記録のあいだに、並行関係を認めるということは、系統進化を認めるということと、ほとんど等しいと思われるかもしれない。しかし彼はダーウィンの進化論に執拗に反対した。彼は、三重の並行関係の原因を、系統進化に求めなかった。アガシにとって、三重の並行関係という概念は、宇宙を創造するさいの神の理念をあらわすものであり、また経験的に観察される事実そのものであった。

ヘッケルの生物発生原則

エルンスト・ヘッケル（一八三四―一九一九）は、ダーウィンの進化論の最大の支持者の一人であり、進化論を一般にひろめるにあたっては、ダーウィン自身よりも大きな影響力をおよぼした。そのヘッケルが、形態学を進化論のもとに再構築しようと意図してあらわしたのが、彼の主著『生物体の一般形態学』（一八六六）である。彼が、個体発生と系統発生の関係について、生物発生原則を表明したのは、この本のなかである。

個体発生すなわち生命的個体の発生は、それぞれの生命体が個体として生存する全時間のあいだに経験する形態変化の系列であるが、系統発生すなわちそれらが属する生物系統の発生により、直接に規定されている。

個体発生は系統発生の短いすみやかな要約反復であり、遺伝（生殖）と適応（栄養）という生理学的機能により制限されている。

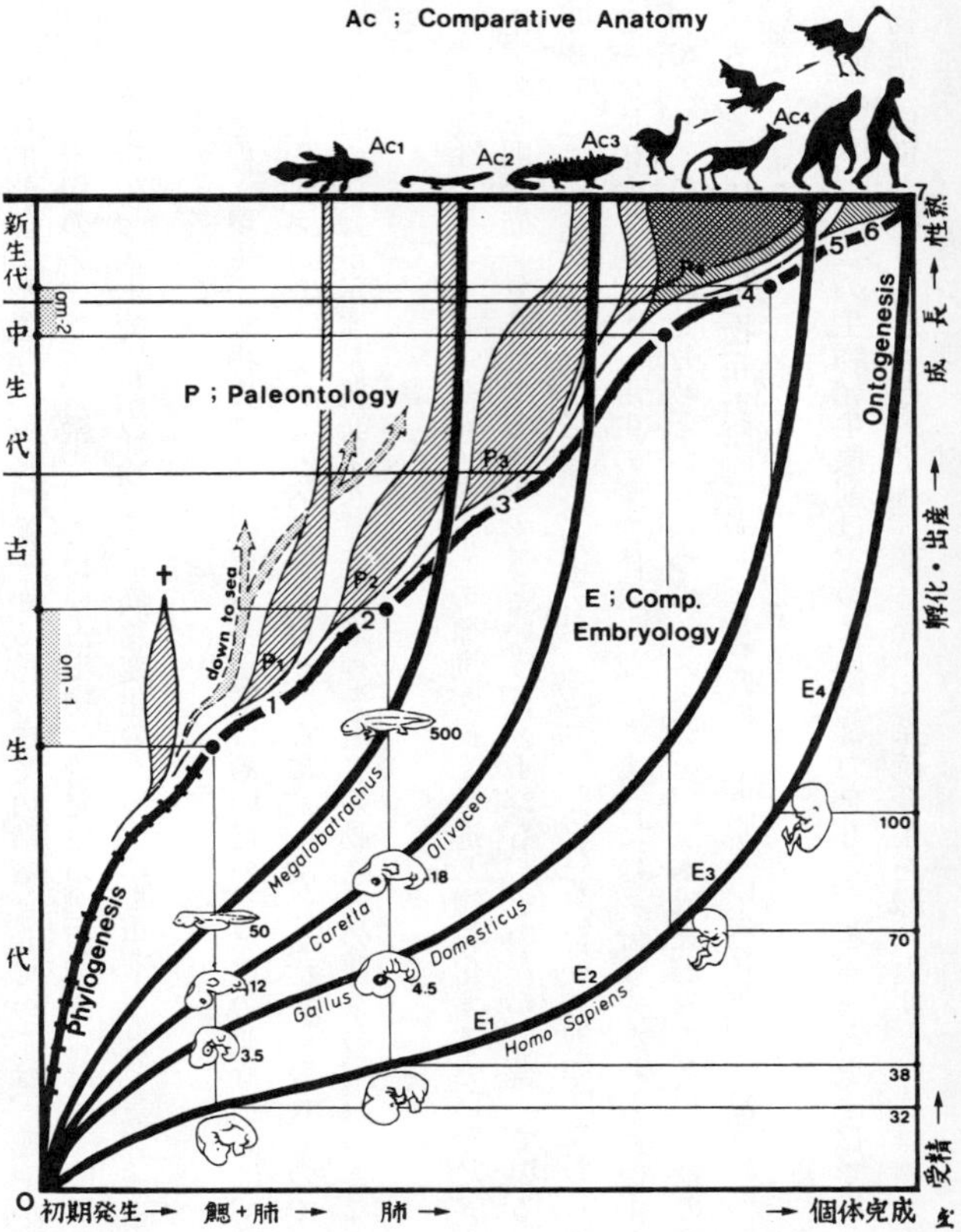

om-1　Caledonian - Variscan orogenic movements
om-2　Alpine orogenic movements

三木成夫による、個体発生と系統発生を重複させた図生命的個体（形態学的個体の第一から第六までの階層としての）は、速やかで短い個体の発生過程のあいだに、緩やかで長い古生物学的発生の過程のあいだに、遺伝と適応の原則にしたがって祖先たちが経験した形態諸変化のうちで最も重要なものを繰り返すのである。

発生過程、現生の動物界の体系、化石の記録のあいだの、三重の並行関係は、進化論を軸にして再整理された。これら三者は、もはやたんに並行関係を示す対等なものではなくなった。化石の記録が示す系統発生が、発生過程と現生の動物界の体系の、原因となったのである。

生物発生原則は、メッケル－セールの原則が描く前進し複雑化するというイメージも、ベーアの原則が描く分岐して多様化するというイメージも、そのなかに含んでいる。個体の発生過程とその祖先の系列とを並べた場合、そこにみられるのは、前進すなわち複雑化である。個体の発生過程と、現生の動物体系を並べた場合には、分岐すなわち多様化が浮びあがってくる。この前進と分岐という二つのイメージを、三木成夫がみごとに一枚の図に描いている。そこには、生物発生原則にたいする彼のつよい思い入れが、こめられているのである。

ただ、ヘッケルの生物発生原則は、つよい影響力をもちすぎ、一人歩きしてしまった。生物発生原則といういかめしい名称、個体発生が系統発生を繰り返すというロマンチックな表現、これらはあまりにも魅力的である。神秘的な装いをはぎとり、個体発生と系統発生のあいだにみられる経験則の表明とみれば、生物発生原則には、なんら非難するべき点はない。個体発生が系統発生を文字どおり反復すると解釈することこそ、誤りなのであろう。

ホロゲニーと系統樹

現代では、個体発生と系統発生の関係を示すのに、前進的な系列でもなく、分岐する系統

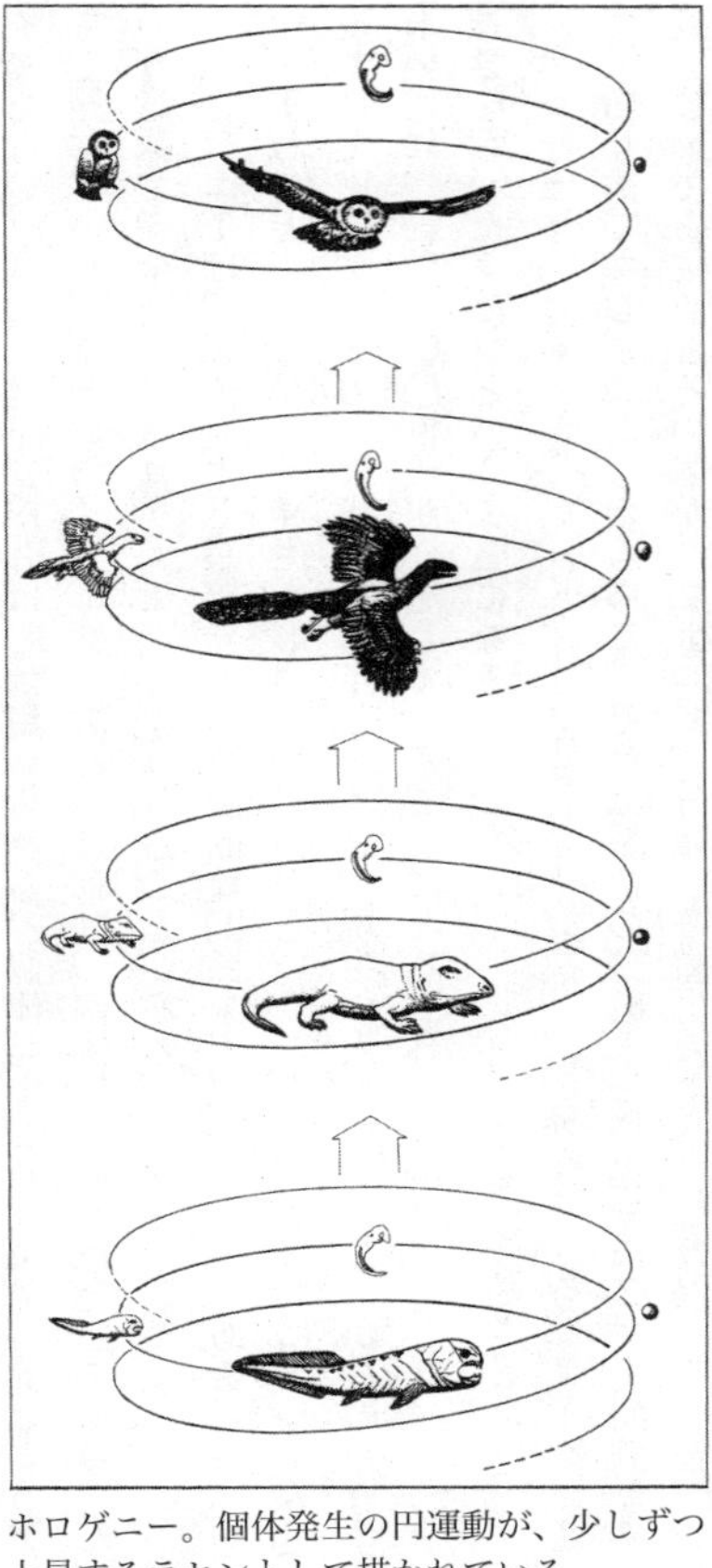

ホロゲニー。個体発生の円運動が、少しずつ上昇するラセンとして描かれている

樹でもない、別のイメージがしばしば用いられる。個体発生という環が、少しずつずれながら上昇していく、ラセンのイメージである。これは、個体発生《オントジェニー》と系統発生《フィロジェニー》を組み合わせたという意味で、全発生（ホロゲニー）とよばれることがある。

　ホロゲニーは、個体発生と系統発生の時間的な関係を表現したものである。個体発生の世代を重ねると、それが系統発生を形づくっていくということが、ラセンによってみごとに表現されている。ヒトの一世代を二〇年とすると、現生の人類が成立してからの四万年ほどのあいだに、約二〇〇〇世代が経過していることになる。ヒトのホロゲニーは、二〇〇〇回の巻きをもったラセンということになる。

　ホロゲニーのラセンは、個体発生と系統発生の時間の関係をよく表現するが、その一方で、切り捨ててしまったものもある。それは系統の分岐と多様化である。平面的な系統樹では、枝のでる位置とその広がりによって、分岐と多様化のようすを表現することができる。ラセンによって分岐と多様化のようすを示すのは、ほとんど不可能である。ヒトとチンパンジーとゴリラのラセンを、根元のところでどうやって結びつければいいのだろうか。

　グールドは『ワンダフル・ライフ』のなかで、系統樹の描きかたのなかに、系統進化がどのように進むかという先入観が潜んでいるということを指摘している。すなわち、通常描かれるような、上にいくほど枝が茂っている系統樹は、系統進化とともに生物の多様性が増大していくということを暗示している。しかしグールドの描く系統進化のイメージはこれと異なる。彼によれば、生物の多様性は、初期の放散の時期に一挙に増大するが、そのうちの大半は死滅し、たまたま生き残った系統が、その後の生物界を支配していくという。すなわち、真の系統樹は、根元に近いところで横に枝を大きく広げ、その枝のうちのいくつかだけが、上に向かって伸びていくように、描かれるべきなのだという。

系統発生と個体発生の時間関係を示すラセンと、分岐と多様化の程度を示す系統樹は、たがいに補い合うものである。どちらも、われわれがもつ系統発生のイメージの一部を切り出して描いてみせる。複雑化と多様化を合わせもつ系統発生のイメージを、一枚の図で表現することはできない。すなわち、ここにも生物界の不確定性原理が働いているのである。

第八章　解剖学の現在——人体という自然をめぐって

1　人体を解剖するということ

現在、日本で行なわれている人体解剖には、三種類のものがある。正常解剖、病理解剖、法医解剖である。正常解剖というのは、人体の生理的な構造を知る目的で行なわれる解剖である。ヴェサリウスやハーヴィーが行なったのは、この解剖である。正常解剖は、医学部や歯学部での教育の一環として、また研究の目的でも行なわれている。

病理解剖と法医解剖は、もうすこし実用的な色合いのこい解剖である。病理解剖では、病気で亡くなったご遺体を解剖して、その病気にたいする生前の診断の是非を確かめる。法医解剖では、病気ではない不審な死をとげたご遺体を解剖し、事件性の有無を確かめるのである。

病理解剖や法医解剖には、しばしばドラマがつきまとう。病理検査は、医師が診断を下すさいの最後のよりどころであり、病理医の判断によって、患者の治療方針が決められ、生命までも左右されてしまう。法医学の鑑定は、被告にたいする法廷の判決を左右する。法医学

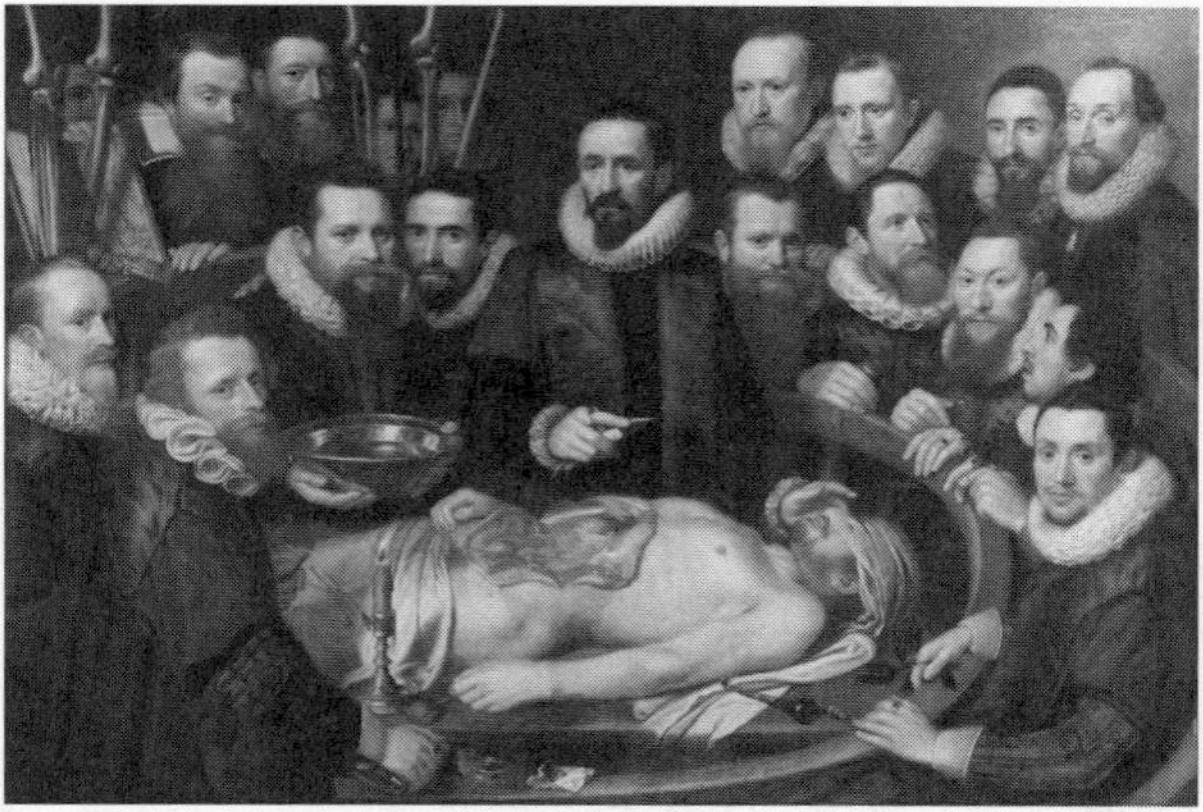

オランダの17世紀の人体解剖の情景。ミヒールとピーテル・ファン・ミーレフェルト

者は、事件の当事者のさまざまな人生を、かいまみることになるのである。病理学や法医学の現場は、ドラマや小説によくとりあげられる。

しかしわたしの専門とする正常解剖には、そのようなドラマはなじまない。正常解剖を題材にした小説には、大江健三郎の『死者の奢り』があるが、これはむしろ死体を気味悪く感じるわれわれの感覚を描いたもののように思える。

遺体を解剖するというのは、どう考えてものっぴきならないものである。病理解剖や法医解剖には、どうしても解剖せざるをえないという事情がつきまとい、それがドラマとなるのである。これにたいして、正常解剖を行なうご遺体は、日本のほとんどの大学で、献体によってまかなわれている。すなわち、自分の身体を医学の研究や教育のために役立てるという登録をされた方のご遺体をお預りして、解剖させていただいているのである。そこには崇高な意志はあるが、なんら劇的な要素はない。

解剖台の上のご遺体

とはいえ、献体登録をされた方や、解剖させていただいているご遺体のご遺族の方たちにお目にかかることは、われわれのように解剖を担当するものにとって、少なからず緊張するものである。その緊張には、さまざまな要素がからみあっている。解剖台の上でみるご遺体はあまりにも生々しいが、われわれはそれを乗りこえて解剖の局所に神経を集中する。われわれは解剖台のまえでは、ご遺体の存在感を、頭の片隅に押しこめているが献体登録者の方やご遺族にお目にかかると、その存在感がまざまざと蘇ってくるのである。しかし献体登録者の方やご遺族は、解剖台の上のご遺体のようすを知るよしもない。

もしかしたら、われわれ解剖学者は、解剖台の上のご遺体というみてはならないものを、みているのかもしれない。生きている人間は、だれもが日常的にみている。顔を見慣れた肉親が亡くなり、生命のない死体になってしまっても、それはあくまでも人格をもった遺体である。その遺体が解剖台の上にのった瞬間に、人格は消失してしまい、解剖される無名の素材に変質してしまう。またそうでなければ、ご遺体にメスを入れることはできない。

正常解剖では、数ヵ月の時間をかけて、ご遺体を頭の先から足の先まで解剖しつくす。その解剖のあいだに、解剖台の上のご遺体に、どうしても人格のなごりを感じてしまう瞬間が二度ある。一度目は、解剖台の上に横たえられたご遺体に、はじめて対面するときである。そして二度目は、それまで頭巾で隠してあったご遺体の顔を解剖するときである。しかしそのどちらの場合にも、メスを入れる局所に意識を集中することにより、目の前に立ちはだかるご遺体の人格の重さを、われわれはかろうじてかわしている。ご遺体の人格を感じるという人間的な感覚と、局所に注意を集中して人体の構造を理解するという科学者としての行為のあいだの緊張関係を、人体解剖をするものはだれでも感じている。

解剖台の上のご遺体は、なにも解剖しなければならない理由があってそこに横たわっているわけではない。解剖する側とまったく対等な一人の人間が、自分の身体を医学の教育と研究に役立てたいという意志を残したがゆえに、そこに横たわっているのである。いままさに解剖するご遺体は、ひとつの人生を歩みとおしたのであり、そして解剖が終るまでのあいだ、待ちわびる肉親のもとを離れて解剖室に置かれているのである。ときには、それが数年間におよぶことがある。このことは医学を学ぶ学生にとって、すくなからぬ重みをもつ。彼らは、人格をともなった人間の身体を扱う、医療という行為の重大さを、解剖実習をつうじてはじめて感じとるのである。

2 医学における解剖学教育

医学の専門教育のなかで、解剖学は基礎中の基礎である。そして人体解剖実習は、解剖学教育のもっとも重要な部分ではある、ただし人体解剖が解剖学のすべてではない。医学部では、人体解剖実習を含む肉眼解剖学のほかに、解剖学の二つの分野をとくに教えている。そのひとつは、顕微鏡実習を含む組織学であり、もうひとつは、脳解剖実習を含む神経解剖学である。肉眼解剖学と組織学と神経解剖学は、教育における解剖学の区分であると同時に、一九八〇年ころまでは、解剖学の研究領域の区分でもあった。

解剖学の古典的な三領域

解剖学の始祖であるヴェサリウスが意図したのは、人間の身体の構造すべてを分類し記載することであった。その意図は、系統解剖学となって実現している。系統解剖学とは、人間の身体のさまざまな構造を、いくつかの器官系に分類し、記載していく解剖学である。

解剖学の教科書は、系統解剖学の構成をとるものが多い。わたしのてもとには、古いものはドイツの大解剖学者のヘンレの『系統解剖学』（一八五五―七一）や、明快な図版で人気を博したイギリスのグレイの『解剖学』（初版、一八五八）がある。新しいものとしてはべニンホフの『解剖学』（第二四版、一九八五）やグレイの『解剖学』（第三七版、一九八九）といったものがある。これら系統解剖学の教科書は、肉眼解剖学だけでなく、組織学と神経解剖学の内容までも含んでいる。

これにたいして、肉眼解剖学から切り離された組織学や神経解剖学の教科書も古くから用いられている。組織学の教科書のもっとも古いものはケリカーの『組織学全書』（一八五二）である。最近では組織学や神経解剖学から切り離して、肉眼解剖学の部分だけをまとめたものも少なくない。ほんらいは人間の身体の構造すべてを扱う解剖学のなかで、肉眼解剖

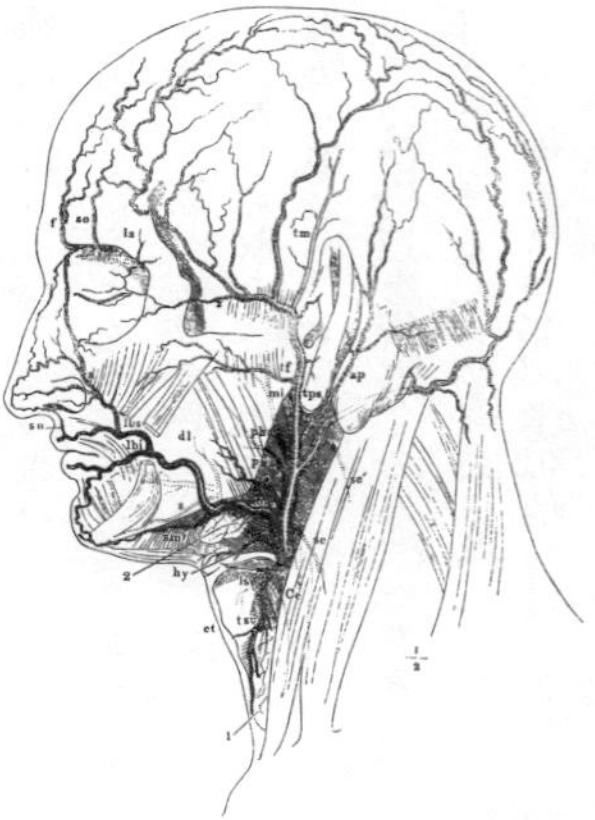

頭部の動脈を示すヘンレの『系統解剖学』の図

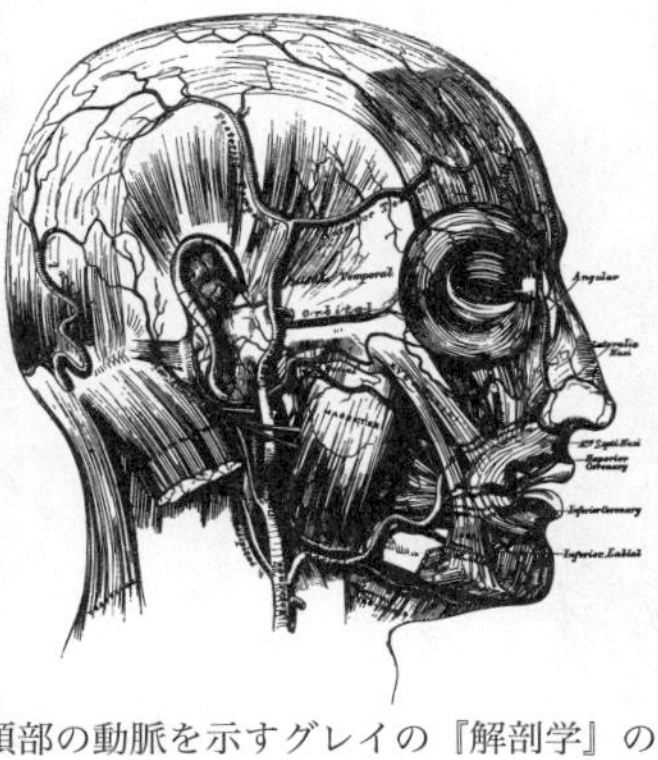

頭部の動脈を示すグレイの『解剖学』の図

学と組織学と神経解剖学の内容が区別して扱われるようになったのは、研究方法や内容の特殊性によるところが大きい。

解剖学はもともと、メスとピンセットで剖出した構造を、肉眼で観察していた。肉眼解剖学では、この方法が踏襲されている。これにたいし組織学という分野は、顕微鏡の導入によって始められた。顕微鏡といっても、ルーペや実体顕微鏡のように表面構造を観察する顕微鏡法ではない。第五章でのべたように、生物組織の薄い切片をつくり、光や電子線を透過させて内部構造を観察する方法である。切片を作成する方法、顕微鏡を扱う方法、そして切片像を理解するための予備知識など、組織学に固有の情報が、数多くある。

神経解剖学が解剖学の他の分野からわかれるのは、中枢神経という構造の特殊性が背景にある。中枢神経は、頭蓋のなかに収まる脳と、脊柱のなかに収まる脊髄とからなる。肉眼的に解剖すれば、脳や脊髄の外形だけでなく、その内部に、神経線維の集まる白質や神経細胞の集まる灰白質が区別できる。さらに切片をつくって顕微鏡で観察すれば、それぞれの部位の神経細胞の形態も観察できる。しかしこれだけでは、中枢神経の構造と機能の関係は、まだほとんどわかっていないのである。神経系では、神経細胞が長い突起を伸ばし、他の神経細胞に刺激を伝達する。それぞれの神経細胞がどの神経細胞にどのような刺激を伝達するか、すなわち神経回路網の解析が、中枢神経の解剖学では求められているのである。神経回路網の解析のために、解剖学者はさまざまな実験法を開発した。それが神経解剖学を、解剖学のなかでも特殊な分野にしているのである。

解剖学教育の使命

解剖学はたいていの場合に、医学の専門教育のなかでも冒頭におかれ、かつ授業時間数が圧倒的に多い。しかも人体解剖という、学生にとって印象的な実習も含まれている。それだけに解剖学の教育は存在感が大きい。

解剖学が医学教育のなかで、冒頭におかれるのには、ただたんに人体の構造を理解させ、それによって他の学科を学びやすくするという意味があるだけではない。解剖学は、たんなる解剖学的な知識だけでなく、医学教育の前提となるもっと本質的なものを医学生にもたらそうとしている。

肉眼解剖だけでなく、組織学そして神経解剖学の実習に共通するのは、結果の予測される計算された人工的な経験をするのではなく、自然そのものを体験するということである。人工的なものには、それをつくった人間の意志が反映されている。たとえばハサミは、人間が手にもって紙を切るという目的に合わせてつくられている。洗濯機の目的は、衣類などを水中で洗剤とともに攪拌し、流水ですすぎ、そして脱水するということである。自然物にも、さまざまな目的が備わっているようにみえる。しかし自然物の備えている意味は、ひととおりではない。生物構造は、はじめから意味を備えているのではない。われわれが意味をみいだすのである。その生物構造の意味の種類については、第三章と第五章でのべたので、ここでは触れない。

医学は自然科学の一分野であり、人体という自然をその対象とする。現代の医学がはなばなしい成果をつぎつぎとあげていく一方で、われわれは人体についての素朴な経験を忘れがちになる。医学にかぎらず、自然科学のすべての領域について、科学のもたらす情報が膨大なものとなり、自然科学の出発点となった自然そのものが、しだいに遠いものになりつつある。これが現代の、そして日本の特徴である。医学を学ぶ学生たちにとっても、これは同様である。

医学の教科書にのべられていることは、科学的に正確であっても、人間の身体のすべてを包括する真実ではない。医学の専門課程に進んできた学生たちがしばしば口にするのは、解剖体や標本のなかにみえる所見が、教科書に書かれているのと異なる、その解剖体や標本がまちがっているのではないか、という驚きの言葉である。自然というのは、本来そのように予見できないものを含む混沌としたものである。医学をはじめ自然科学は、そのような自然の、辛うじてごく一部を明晰な言葉としてとりだしてきたものに過ぎない。

医学部に入学した学生たちは、たいていの場合、小学校から高校までの学校教育におけるエリートたちである。明確な答えのあることが自明な試験という課題を与えられ、それに優秀な成績を収めてきた者たちである。彼らは、てっとりばやく要領よく解答を手に入れようという姿勢を残したまま、医学専門課程に進んでくる。あらかじめ答えの存在する人工的な世界なら、そのような姿勢も通用するだろう。しかし彼らがめざす医療の世界では、どのような患者が、どのような病気を背負ってやってくるか、あらかじめわかっているわけではない。彼らは、未整理の混沌とした自然から、自分の力で答えをみいださなければならない。またそれができる医師でなければ、われわれの身体を安心して任せるわけにいかないのである。

人体解剖実習で扱うご遺体は、固定処置をされてはいるが、それこそ生々しい人体そのままである。組織学実習で観察する切片も、染色された切片であるが、そこには、解剖実習のご遺体と同様に豊富な情報が含まれている。神経解剖実習で扱う脳標本も、同様である。これら解剖学の各分野の実習では、標本が語りかけてくることに静かに耳を傾けること、自然のなかに隠れているものを読み取ることが、求められている。

組織学の標本をじっくりと観察することの大切さを、わたしは東京大学医学部の学生時代に、山田英智教授から教わった。山田教授は組織学実習に先立って実習講義をされたが、毎回あらかじめ標本をご自身で観察され、そのなかに何がみえるかを、話して下さった。その山田教授が、東京大学を退職されてから、ご自分の恩師について、「石澤政男先生と「組織学提要」」という随筆を書かれた。その一部を引用したい。

［石澤先生は、「組織学提要第二巻」の序文のなかで、］「私は多年に亘る考究の結果、個体の構造と機能とを組織学的立場から観察するとき、そこに動物界を通ずる原則のあることを信ずるに至った」と、述べられ、執筆に当っての方針を列記しておられる。その後に続けて

「私は凡そ以上の如き意見と希望の下に顕微鏡を手に標本を熟視しつつ、本書の筆を執ったのである。私の良心に欠くるところはない積りであるが、稿が成ってみると浅学は及ぶべくもあらず…」と、書いておられ、この言葉に先生の信念と人柄とが如実に現われていると思う。

［中略］

「顕微鏡を手に標本を熟視しつつ筆を執った」と記されているように、実際に標本を見ていて疑問のところがあると、本書を参照するとたいてい書いてあり、また新発見と思った所見もこの本の中にちゃんと記載されていて驚くことが度々ある。この本にはまた出典や文献は一切記されていないが、これも先生の方針で、恐らく先生の眼を通して確かめられ、いわゆる受け売りでないものが語られているのである。

解剖学の教職につき、人体解剖学や組織学を教える身になってみると、山田先生や石澤先生のこの姿勢には、身の引き締まる、ひたすら頭の下がる思いがする。

医学教育の課題

近年の医学の進歩は目覚ましく、学生が卒業までに学ぶべき内容は、飛躍的に増えている。医学教育も当然、変わっていかなくてはならないのだが、それがどうあるべきかについては、百家争鳴、議論百出の状況である。そういったなか、最近、医学教育に造詣の深いアメリカのエモリー大学の内科学教授のハースト博士が医学教育論を出版した。『Dr.ハーストの医学教育論』として邦訳されている。

ハースト博士は、学校での教育を通じて学生にうえつけなければならないのは、学習の三段階、すなわち事実を記憶すること、事実を組み合わせて思考すること、そして思考した結果を応用することであるとのべている。そして賢明な人物とは、「鋭い分析的な感覚と、情報を新しい明確な認識へ合成し得る能力を兼ね備え、この二つの過程を多くの場面で利用し、すでになされた決定の帰結を評価できるフィードバック・システムをつくり、そのフィードバック・システムから得られる情報に敏感であり、そして、彼らの決定を下す過程を改善すべくその新たな情報を用いるような人」だとのべる。

解剖学の教えることは、たしかに事実の内容としては昔と変わらないことが多いが、解剖の実習をつうじて、学生たちに、思考すること、応用することという、賢明な医師になるのに必要なことを教えることができる。

人体解剖実習や組織学実習にしても、事前に十分な講義をして、観察すべき内容を学生に徹底的に教えてから、実習を行なわせることもできる。そうすれば、平均的な学生が観察する構造の量は、たしかに増すだろう。しかしそれでは、学生は教師から教えられる以上のことを、けっしてみようとはしない。わたしが解剖学の実習をつうじて学生たちに求めているのは、自学自習の精神である。学生たちには、解剖すべきご遺体と実習のための手引書が与えてある。解剖学の教員は、最初の手ほどきをしたり、解剖の難しいところを手伝いはする。しかし、数ヵ月におよぶ解剖実習の期間のあいだ、与えられたご遺体の解剖とその管理は、学生自身が行なう、それがわたしの大学の解剖の伝統であり、方針である。

この方針は、しばしば学生の手抜きを誘いがちになるという欠点がある。学生の解剖実習と学習の水準を維持するためには、教員の側にかなりの努力と工夫が必要である。実習をする学生に目を配り、熱意ある学生をひきあげ、手抜きしがちな学生をそれとなく諭すこともする。試験問題は、実習をまじめに行なうことが成績につながるようなものでなければならない。さらに周辺の教室を含め大学全体が、解剖実習に理解を示し支援をしてくれることが、何より大切なことである。

人体を解剖するという行為は、われわれにいろいろなことを教えてくれる。人体解剖実習は、おもに医学生や歯学生だけに許された過程であるが、この経験は、彼らの心に消し去りがたい深い刻印を残す。いってみれば、この目にみえない刻印によって、彼らは一般の人たちから区別され、医師となるのである。

この解剖実習が、いかに意義の深いものであるかを、われわれ解剖学者は実習指導の経験を通して知っている。学生たちは、解剖実習を医師となるべき過程の非常に重要なステップととらえ、それを終えたときに、深い感動をもって解剖実習を振り返り、喜びと名残り惜しさをもってその経験を語る。

しかし人体解剖実習が、医学生をどのように変えていくのか。また彼らはそれをどのようにとらえているのか、その問にたいする明確な答えを、わたしはこれまで得たことがなかった。南木佳士の小説『医学生』を、そのようなわたしの問に答えてくれるものとして、感動をもって読んだ。それは、わたし自身がかつて医学生であったころを思いおこさせてくれるものであった。

3　解剖学における研究

大学の教員にとっては、研究も教育も、ともに重要な職務である。大学によって、また専門分野によって、研究と教育の比重はさまざまであるが、両者がともに必要であることには、変わりがない。研究をとおして、それぞれの学問分野の水準を高めること、そして若い研究者を養成して、学問を次代に伝えることが、求められている。

一九八〇年ごろから、解剖学の研究には大きな変動がおこりつつある。それまでの人体や組織や細胞を観察するという純形態学的な研究とは別に、形態学を中心にはするが、生理学や生化学の方法も加えて、細胞の構造と機能を総合的に解析しようという研究分野が、広がりつつある。すなわち細胞生物学という分野である。

細胞生物学においては、生物組織を構成する細胞は、基本的には同等のものとみなされる。身体の部位やさらに動物種によって細胞の形状や機能が異なるのは細胞がさまざまに分化したためであると考える。細胞をつくるさまざまな細胞内装置は、原則としてどの細胞にも共通なものであり、どの細胞種を用いて研究をしても構わないという立場をとる。そうだとすれば、その細胞内装置を調べるのにもっとも適した細胞種を使って研究するべきであるということになる。

細胞生物学は、細胞についてどのようなイメージをもっているのだろうか。またそのイメージは、顕微解剖学や肉眼解剖学の枠組みに、なにをもたらしてくれるのだろうか。以下では、細胞生物学による細胞の理解と、それに基づいて、組織の概念を再整理することにする。

生命の単位としての細胞

身体のなかの細胞を顕微鏡で観察しても、その形は、じつに千差万別である。丸いものもあれば、タコのように多数の足をだしているものも、細長い突起を遠くにまで伸ばすものもある。こういったさまざまな形をした細胞をながめてみると、いくつかの共通した特徴がみえてくる。その特徴は、大きく三つにまとめることができる。①容器としての細胞膜をもつこと、②細胞内に合目的的な秩序をもつこと、③遺伝情報の貯蔵所としての核をもつこと、である。

①容器としての細胞膜――すべての細胞は、細胞膜によって囲まれ、その内部の細胞質が外部の環境から隔絶されている。細胞膜では、リン脂質やコレステロールといった脂質分子が二重層をつくってならび、その層のなかにさまざまなタンパク分子が埋めこまれている。細胞膜の脂質層は、細胞内外の空間のあいだで、水やイオンなどの物質が移動するのを妨げている。細胞膜のなかのタンパク分子は、細胞内外の交通を制御し、細胞内の環境を整える役目をもっている。すなわち、細胞は細胞膜のおかげで、自分自身の世界を保つことができるのである。

細胞内の液は、まず含まれるイオンが、外とまったく異なる。人間の体液のおもなイオンは、ナトリウムと塩素であるが、細胞内ではカリウムがおもなイオンになっている。細胞膜にあるナトリウム－カリウム－ポンプが、ＡＴＰという分子からエネルギーをとりだして、ナトリウムを細胞外に、カリウムを細胞内に運ぶのである。そのため細胞内のナトリウム濃度は外側の約一〇分の一、細胞内のカリウム濃度は、外側の約四〇倍にもなっている。

このイオンの濃度差は、さまざまな細胞の活動の前提になっている。細胞の内部が外にたいして、マイナス数十ミリボルトの電位差をもつことや、また興奮のさいにその電位が瞬間的にプラスに変わること、また細胞内の情報伝達をするカルシウム濃度の調節など、細胞の生命活動の多くが、この細胞内外のイオン濃度差を利用して行なわれているのである。

②細胞内の合目的的な秩序——細胞のなかみである細胞質には、膜で包まれたさまざまな小器官や、細胞を支えたり動かしたりする細胞骨格といった、秩序だった構造がみられる。細胞膜と細胞質の構造は、細胞内外の情報系によって緊密に制御されながら、細胞全体としての秩序を維持するように働いている。

科学者はこれまでに細胞のなかに、秩序だった構造を数多くみつけてきた。リボソーム、小胞体、ゴルジ装置、ミトコンドリアといった細胞小器官がある。細胞骨格では、微小管、中間径フィラメント、ミクロフィラメントが区別できるが、これらはそれぞれに特有のタンパクからできている。またカルシウムやGタンパク質などを中心とする細胞内情報伝達系のあらましもわかってきた。しかしこれまでにみつかったものは、細胞がもっているはずの秩序のごく一部である。人間のような多細胞の個体のなかで、細胞はそれぞれの場所でそれぞれに割り当てられた役割を正確にはたし、それによって個体の生命が維持されている。これまでの知識を総動員しても、さまざまな状況にあわせて個体の生存のために機能を調節していく合目的的な細胞の秩序の全体像は、なかなか再構成できないのである。

③遺伝情報の貯蔵所——細胞膜、そして細胞のなかの秩序によって、個々の細胞の生命は

維持される。しかしこうした細胞膜や細胞内の秩序は、遺伝子という設計図をもとにして、はじめてつくられるのである。赤血球のように特殊に分化した一部のものを除いて、すべての動物細胞には細胞核があり、このなかに遺伝子を貯蔵している。核のなかの遺伝情報は、必要におうじて翻訳されてさまざまなタンパクをつくり、またつぎの世代の細胞に正確に受け継がれていく。

核にふくまれる遺伝情報は、できあがった細胞や個体の秩序を維持するためだけのものではない。多数の細胞が集まってできる人間のような個体は、受精卵が分裂し、分化し、形態形成をするという、個体発生の過程をへてできあがる。その発生過程のあいだに個体をつくりあげるための情報も、細胞核のなかにふくまれているのである。最近、個体発生に関係するとおもわれる遺伝子がいくつかみつかっているし、これからも数多く発見されるだろう。しかし個体発生にかかわる遺伝子をすべて調べつくし、個体発生の過程を遺伝子の言葉で再構成するというのは、絶望的なほどに遠い道のりである。

分化した細胞集団としての組織

細胞は、たしかに生命の単位であり、われわれの身体も細胞が集まってできているはずである。しかし人間の遺体をメスとピンセットで解剖しても、そこには細胞はみえてこない。肉眼解剖によって人間の身体のなかにみえてくるのは、骨や筋肉、血管や神経といった構造である。顕微解剖の知識によって、われわれは、身体のなかにみえるこれらの構造が、一ないし数種類の細胞から構成されることを知っている。

身体のなかの特定の器官をつくる顕微鏡的な構造のことを、われわれは組織とよぶ。胃、腸、腎臓など、それぞれの器官には、特有の組織構造がそなわっている。組織は、人体と細胞とをつなぐ中間の鎖である。

組織学では、身体のそれぞれの器官にみられるさまざまな組織を、さらに少数の基本的な組織の組み合わせとして理解する。そのような基本的な組織として、われわれは、大きく四種類の組織を区別している。①上皮組織、②結合組織、③筋組織、④神経組織、である。それぞれの組織は、いくつかの種類の細胞が集まって、特定の構造と機能をもつ細胞集団をつくったものである。これらは、一九世紀にケリカーが光学顕微鏡的な観察を通して区別したものであるが、現在の細胞学の知見に照らし合わせてみても意味の深い枠組みである。

①上皮組織――上皮組織（ケリカーの細胞組織）は、身体の内と外という二つの空間を仕切るためにシートをつくる組織である。人間の身体の内部には、ほぼ一定の環境が維持されており、身体をつくる細胞はその環境につつまれて生きている。上皮組織は、この内部環境を、外界から切り離す役目をしている。上皮は、ただたんに二つの環境を隔絶するだけでなく、身体の部分によって、異なる性質が要求されており、それに合わせて上皮の形もさまざまに分化している。たとえば身体の表面をおおう皮膚の上皮は、扁平な細胞が何層にも集ま

って、機械的な摩擦にたいして強い。また胃や腸の内面をおおう上皮は、栄養の消化吸収がすみやかに行なえるように、一層の円柱状の上皮細胞からできている。

上皮組織がとるシートという形状は、上皮細胞がたがいに結合するという性質に由来する。細胞のあいだの結合には、いくつかの種類があるが、上皮組織で重要なのは、タイト結合という、細胞の頭をハチマキのようにとりまく結合である。となりあう細胞どうしは、こ

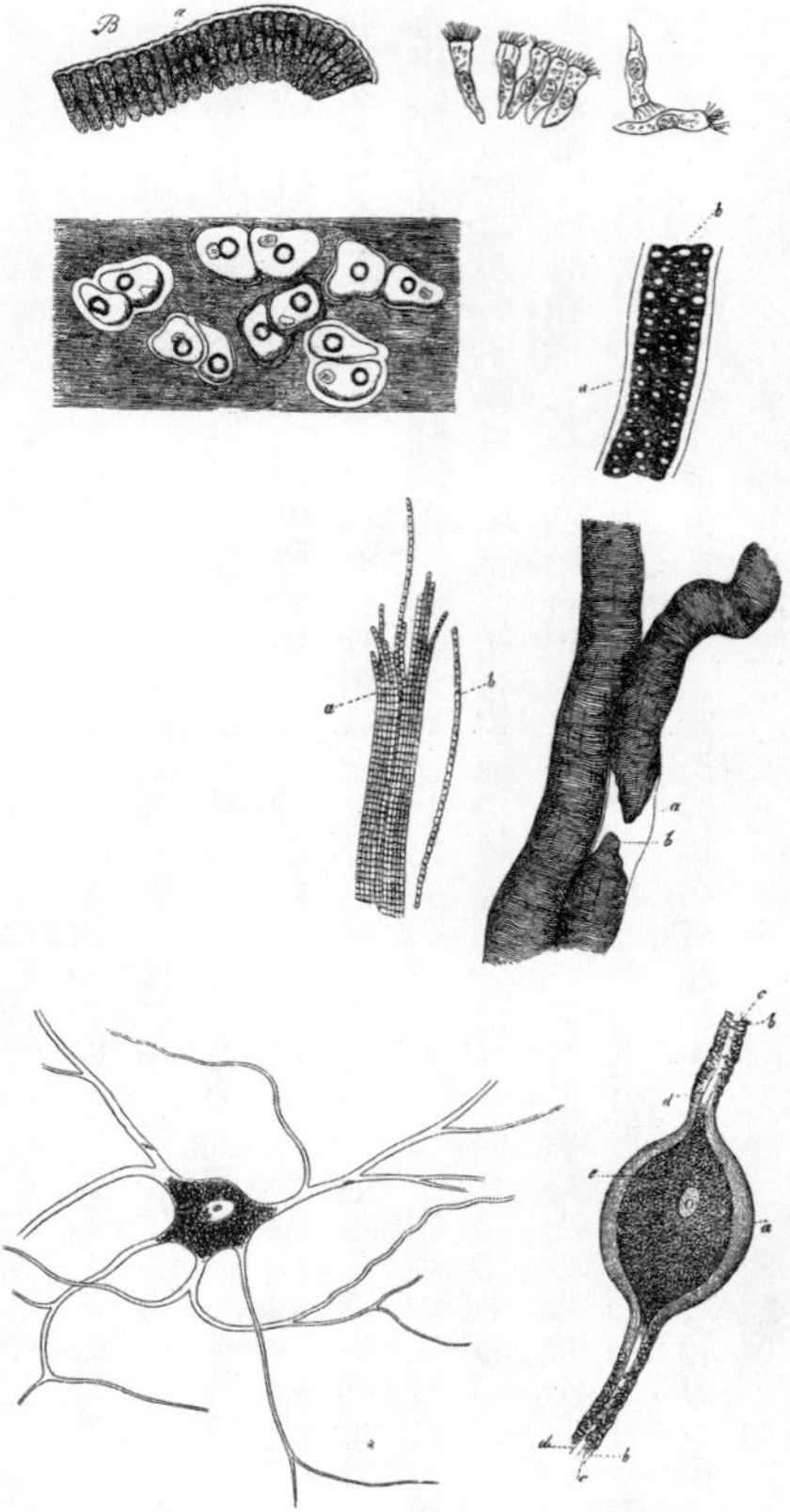

ケリカーの描いた４つの基本組織の図。上から、細胞組織（上皮組織にあたる）、結合物質組織（結合組織にあたる）、筋組織、神経組織を示す

のハチマキの部分で、ジッパーをとじるようにつながれている。こうして細胞がタイト結合によって隙間なくつながれて、上皮というシート状の組織ができあがるのである。

②結合組織——結合組織（ケリカーの結合物質組織）を特徴づけるものは、細胞のまわりに分泌されて細胞のあいだを埋める細胞外基質である。この細胞と細胞外基質の性質によって、結合組織にもいくつかの種類がある。骨組織、軟骨組織、線維性結合組織である。肉眼解剖学的な骨と軟骨は、それぞれ骨組織と軟骨組織からできている。腱や靭帯は、線維性結合組織のうちでとくに膠原線維がよく発達したものである。皮下組織のように身体の隙間をうずめる軟らかい組織は、線維性結合組織で線維成分に乏しいものである。

骨組織、軟骨組織、線維性結合組織をつうじて、細胞外基質の主要な成分は、コラーゲンというタンパク質でできた膠原線維である。これはその名のとおり、動物の骨や真皮を煮たときにとれるニカワの主成分である。膠原線維の骨組の上に、骨組織ではリン酸カルシウムが沈着して固さを与え、軟骨組織ではコンドロイチン硫酸といった多糖類が加わって弾力性を与えている。

③筋組織——筋組織をつくる細胞の特徴は、収縮する性質をもつ細胞骨格を豊富にもつことである。筋細胞の性質によって、骨格筋、心筋、平滑筋の三種類の筋組織が区別される。手足や体壁にみられるいわゆる筋肉は、骨格筋組織からできている。心筋組織は、心臓の壁をつくる。そして平滑筋組織は、消化管の壁や血管の壁にみられる。

筋細胞内の収縮装置は、筋原線維とよばれ、おもにアクチンを主成分とする細いフィラメントと、ミオシンを主成分とする太いフィラメントからできている。この二種類のフィラメントのあいだの滑りこみにより、筋細胞が収縮するのである。細いフィラメントは、細胞骨格のうちのミクロフィラメントに相当する。筋原線維の配列は、三種類の筋組織によってじゃっかん異なる。骨格筋細胞と心筋細胞では、細いフィラメントと太いフィラメントが規則的に交互にならび、そのようすは光学顕微鏡でも横紋としてみえる。平滑筋細胞でも、細いフィラメントと太いフィラメントが認められるが、配列に規則性がない。

④神経組織――神経組織をつくる細胞の特徴は、興奮性である。神経細胞は、興奮を他の細胞に伝えるために、軸索という長い突起を細胞体から遠くにまで伸ばしている。細胞体のまわりには、他の神経細胞からの興奮を受け取るために、多数の樹状突起をアンテナのように伸ばしている。樹状突起と軸索突起を含めた神経細胞の全体を、ニューロンという。このニューロンのつくるネットワークが、思考や記憶といった中枢神経のさまざまな機能の基盤となっているのである。

神経細胞の興奮は、細胞膜をとおるイオンの流れの変化である。興奮している部位では、細胞膜のナトリウムをとおすチャネルが開き、外のナトリウムが細胞内に流入する。このナトリウムの流れが、それまでマイナスだった細胞内の電位を局所的に一時的にプラスにする。このプラスの電位が、細胞膜の隣の部分を興奮させ、それがさらに隣に伝わっていく。

興奮はこうして軸索を伝導していく。興奮性は、神経細胞にかぎらず、筋細胞にもみられる性質である。

細胞生物学と解剖学

以上の四つの基本組織の特徴を、細胞の言葉で考えてみると、こういうことになる。①上皮組織の細胞は、細胞間結合のうちのタイト結合によって、二つの空間を仕切るように分化したものである。②結合組織の細胞は、細胞外物質を多量に分泌するように分化したものである。③筋組織の細胞は、細胞骨格のうち、収縮を行なうアクチンとミオシンの線維を豊富にもつように分化したものである。④神経組織の細胞は、細胞膜のイオン・チャネルのうち、電位依存性のナトリウム・チャネルをもち、興奮性に分化したものである。

ケリカーは、光学顕微鏡の観察によってすでに一四〇年もまえに四種類の基本組織を区別していた。この区別によってケリカーは、細胞間結合、細胞外物質、細胞骨格、イオン・チャネルといった細胞を理解するためのかぎとなる概念を、細胞生物学の発展の前に先取りしていたことになる。逆に、細胞生物学は、形態の観察だけによってえられた概念に、意味を与えたことになる。

古い研究分野が、新しい研究分野を先取りし、新しい研究分野は古い研究分野を豊かにする。これは、かつて肉眼解剖学と顕微解剖学のあいだにおこったことであった。肉眼解剖学は、組織の概念を用意し、顕微解剖学に与えた。顕微解剖学は組織の概念に意味を与え、肉眼解剖学を豊かにした。こういった古い分野と新しい分野の関係を明確にのべた一文を、一九世紀の内科医フレーリクスの『ブライト氏腎臓病とその治療』（一八五一）の第一章の冒頭から引用しよう。

ある学問で新しい視点を開く発見や観察がなされると、人々は自分の軌跡をさかのぼり、歴史的に伝えられた材料を新しい証拠の下に顧みるのが常である。そのような回顧は、ほとんどかならず成果を生む。新しく勝ち取られた視点によって、かつて正直に率直に観察されたものの中で、いくつかのものが別の光を帯びて現れる。以前に価値の無かったものや、考察にあたいしないと思われたものが、新しい生命と意味を勝ち取ることが、稀ではなく、ろくに理解されず誤解されていたものが、把握され、解明される。古いものは、このようにして新しい真実を支持し、新しい真実はその一方で過去を解釈する。

顕微解剖学がはじまったからといって、肉眼解剖学の研究が不要になったわけではない。細胞生物学が始まったからといって、顕微解剖学の研究の価値が減ったわけではない。むしろ、人体と細胞とが、それぞれ自立的に複製する明確な単位であるということを考えたとき、人体を中心とする生物学と、細胞を中心とする生物学が、それぞれの目標に向かって進みながら、たがいに補完し合うという時代が、まさに始まりつつあるように思える。人体の形態学と、細胞の生物学は、これからの解剖学を支えるべき二つの柱である。

4　解剖学を支える人たち

肉眼解剖学からはじまって、細胞生物学に至るまでの、じつに幅広い領域を含むものに、解剖学は広がってきた。細胞や分子を扱う詳細で精緻な分野が生まれてきたからといって、人体そのものを扱う全体的な視点が、価値を減らしたり失ったりするわけではない。それどころか、細胞や分子についての情報が増せば増すほど、それらを統合する人体という枠組みが、ますます重要なものになってくる。

われわれ解剖学者は、細胞の世界に目を向けると同時に、人体そのものについても、十分な知識と理解をもたねばならない。細胞や組織についての研究は、日々新しい知見をもたらし、新しい世界にわけ入る興奮をもたらしてくれる。解剖学は、これまでにも比較解剖学や発生学や組織学など、多くの子どもを生みだしてきた。細胞生物学は、その解剖学の子どものなかでも、いまもっとも成長期にあり、そして解剖学そのものと対等の人格にまで成長しうる子どもである。

わたし自身は、おもに腎臓と血管系の微細構造を、機能的な側面から研究している。これ以外にも、比較解剖学や肉眼解剖学など、解剖学のさまざまな分野に、わたしの興味をひく対象が現れてくる。解剖学のすべてがわたしの研究分野であるといってよい。わたしの教室のスタッフや出入りする研究者たちは、わたしと協力して、さまざまな研究をしている。血管系の細胞生物学を研究する者がいる。腎臓の構造の病的な変化を研究する者がいる。肺の血管系の構築を研究している者がいる。さらに肉眼的に神経や血管の走行を解析したりする者たちもいる。これらのどの研究も、わたしにとって解剖学の一部であり、人体の構造を解きあかす営みとして興味をもっている。

細胞生物学のような新しい分野が華やかな成果をつぎつぎと生みだすのを目の当たりにすると、今日もなお肉眼解剖学の研究を続ける人たちがいることを、ともすると忘れがちになる。しかし人体の肉眼解剖学は、けっして教科書やモノグラフのなかにだけ生きている過去の研究分野ではない。人体解剖学は、解剖学というきわめて広大な領域のもっとも根源的な部分である。人体を肉眼的に解剖しその構造を観察するという地道な研究は、現在もまたこれからも、必要とされているのである。

肉眼解剖の分野では、研究の成果がなかなか業績として結実しにくい。また業績そのものも地味で評価されにくい。しかしわたしは、肉眼解剖学を研究している人たちを、形となった業績以上のものとして評価している。かれらは解剖実習室で学生たちに指導する肉眼解剖学の内容を、まさに自分自身の眼をもってつかみとり、生きた知識として身につけているのである。その身につけたものを、わたしは尊重する。ほとんど冗談まじりに、肉眼解剖を研究している教室のスタッフのことを、わたしは「人間国宝並みだ」といっている。

肉眼解剖を研究する人たちがいなければ、解剖学の教科書に書かれた内容を、われわれは鵜のみにするほかない。しかしかれらがいるお陰で、われわれは教科書的に知られていると思われる内容を、人体の構造に照らしあわせて、批判的に確かめることができる。そうやって代表的な解剖学の教科書やそのもととなった論文を検証してみると、そこに未解決のあるいは未整理の問題が、あまた隠されていることがわかる。文献だけに頼る人には、そういった問題点は、記述の滑らかな調子にあざむかれて、なかなかみえてこないのである。

わたしの教室のH助教授は、手の筋と神経の肉眼解剖を得意としている。かれの研究では、手の筋の形態的な独立性と、それを支配する神経の分岐パターンのあいだに、密接な関係のあることがあきらかになった。解剖学の教科書では、親指のつけ根に筋が四つあると記載されているが、かれは、そのうちの三つの筋がつねに癒合していて、また神経支配の面からみても一体のものであることを示した。これはたんに教科書の記述に変更を迫るというだけのものではない。われわれがそれぞれの筋を単一のものとして認識している、その根拠は何なのかという、一般的な問題が、問われているのである。

肉眼解剖学の内容の大筋は、すでに解剖学の教科書に書かれている。しかしその細部には、解剖と観察をした人の偏見や、文献を読んだ人の誤解が、充満している。それどころか、大筋についてさえ、とんでもない偏見と誤解の産物であるという危険性は、つねにひそんでいる。そういった解剖学の内容の誤りは、人体解剖の研究をとおして実地に検証する人がいなければ、正されることなく、増殖する一方である。そしてこれが、ヴェサリウス以前の中世の解剖学に、じっさいに起こったことなのである。

ひとつの新知見を得るためには、研究にかける懸命の努力が必要だが、その一方で、先人たちによってつみかさねられた知識は、容易に忘れさられていく。学問は、そのまま放置すれば堕落する運命にある。われわれは、研究によって人体についての理解を深めているつもりではあるが、それをとおしてかろうじて学問の水準を維持しているだけなのかもしれない。

肉眼解剖学や細胞生物学を含むさまざまな領域の研究をとおして、人体という自然の謎を、われわれはいくつも解きあかしてきた。そこで得られた人体についての知見や理解は、医療の現場に活かされ、われわれの生命をまもり、健康を増進するための強力な武器を提供している。しかしわれわれが、人体についてどれほどのことを知りえているかを、尋ねてみよう。われわれの科学が、人体についての真実のほんの一部しかあきらかにできていないということを知れば、多くの人は、強力であると同時に無力であるという科学の二面性に、ただ愕然とするばかりであろう。

人間の身体を含めて自然というものは、人間の知恵の小ささを教えてくれる偉大な教師である。自然を前にして謙虚さを失えば、人類は滅亡への道の第一歩を踏みだしたことになる。その謙虚さに立ち返るためのよすがとして、わたしは解剖学をこよなく大切にするのである。

学術文庫版のあとがき

解剖学（anatomy）は、人間や動物の身体を形態の面から研究する、すなわち身体の構造を解き明かす学問分野である。医学においては、その起源は古代ギリシア・ローマから始まってとりわけ長い歴史を有しており、また現代の医療者の教育においても最重要の基礎と目されている。生物界全般に目を拡げても、ありとあらゆる動物の構造を相手にする比較解剖学から、生物進化の着想が生み出されてきた。

基礎医学において、正常な人体の構造を扱う解剖学は、機能を扱う生理学（physiology）、生体物質を扱う生化学（biochemistry）と対置される。同じように正常の人体を扱っていても、解剖学者と生理学者と生化学者のものの見方には何か眼に見えない国境があるような、語る言葉には言語の違いがあるように感じてきた。

本書は、解剖学に固有のものの見方、あるいは哲学と言えるものがあるのではないかという問題を突き詰めて考察したものである。私がまだ若い頃、三六歳で順天堂大学医学部の解剖学教授になってから間もない頃に書いて、『からだの自然誌』（東京大学出版会、一九九三）と題した。解剖学の歴史をかなり広範に渉猟《しょうりょう》しつつ書いたので、今回、講談社学術文庫に収録するにあたって、表題を『解剖学の歴史』と改めた。解剖学の歴史そのものを真正面から扱ったものではないが、解剖学の歴史を振り返りつつ解剖学の本質を見極めようとしたものである。

本書を着想するきっかけになったのは、私がまだ東京大学医学部に勤めていた頃、近所の古書店で見つけた一冊の本である。スコットランド出身の生物学者ラッセル（Russell, Edward Stuart）が書いた『形態と機能——動物形態学の歴史への寄与（Form and function, a contribution to the history of animal morphology）』（一九一六）である。

ラッセルはこの本で、形態学の思考に三つの潮流があると論じている。第一は機能論的すなわち統合的なもの、第二は形式論的すなわち先験的なもの、第三は物質論的すなわち分析的なものである。これらの潮流を、古代のアリストテレスに遡《さかのぼ》って、歴史上の形態学の思想潮流を解き明かし、とくに一九世紀における比較解剖学、細胞説、進化論、発生学へと話を展開していく。話に引き込まれていつの間にか全文を訳していた。本書の刊行直前に、『動物の形態学と進化』（三省堂、一九九三）と題して出版された。

本書とラッセルの本には着想の上で共通するものがある。すなわち解剖学の思考には固有の枠組みというものがあるとする点である。本書ではその着想からさらに飛躍して、解剖学の思考に枠組みがあるとすれば、それは人間や動物の身体の構造そのものを反映するものであることを見いだした。すなわち生物体の構造には階層性があり、大きい方から順に、生物体（個体）～器官系（機能システム）～器官（複合的な構造）～組織（均質な構造）～細胞（生命の単位）～細胞小器官（細胞の部品）～分子（生体物質）へとより細かな階層へ掘り下げていくことができる。生物を包み込む生物界はさらに上位の階層とみなすことができる。機能論的な見方というのは、特定の対象（構造物）をより上位の階層の中に位置づけ、その役割を考えること。先験論（形式論）的な見方というのは、同位の階層の中に位置づけ、その差異を考えること。物質論的な見方というのは、より下位の階層の中に位置づけ、その構成要素を考えることである。

その後、私は人体に関する数多くの教科書や一般向けの書籍を著述・編纂するようになった。本書で考えた解剖学の哲学はとくに意識している訳ではないが、これらの書籍の中にずっと生き続けているようだ。たとえば、看護向けの教科書『系統看護学講座　解剖生理学』（共著、医学書院、二〇二二）の第一章では、まず人体の階層性を紹介して、その後に、機能からみた人体と器官系、素材からみた人体など人体の階層性を意識した内容を扱っている。医学生向けの解剖学教科書『標準　解剖学』（医学書院、二〇一七）の第一章では、解剖学の基礎として基本的な用語に続いて、形からみた人体、機能からみた人体、由来からみた人体、を述べている。いま改めて本書と比べてみると、共通するものがある。

医学の歴史への私の関心も本書から始まった。人体解剖が医学にとって大切なものだということは誰もが知っているが、それを最初に行ったのは誰なのかという問いがある。本書では一六世紀のヴェサリウスによる『ファブリカ』と、一七世紀のハーヴィーによる血液循環論を取り上げた。ヴェサリウスについてもっと知りたくなり、アメリカの医史学者オマリーによるヴェサリウスの伝記を読んで、同時代資料を駆使したその研究の奥深さに心打たれた。この本も自分で訳して、『ブリュッセルのアンドレアス・ヴェサリウス 1514-1564』（エルゼビア・サイエンス ミクス、二〇〇一）として出版した。医学史の著作や論考には、それまでに書かれた先行研究や医学書に依拠するものが少なくないが、その時代の原典や資料を参照すべきだと考えて、古い解剖学書や医学書を収集するようになった。現存する世界最古の解剖学書を著したのが古代ローマのガレノスであることを知り、ギリシア古典の専門家と一緒にその解剖学著作のギリシア語原典からの翻訳を始めた。こうした地道な準備を背景に、原典に基づく解剖学の歴史『人体観の歴史』（岩波書店、二〇〇八）を上梓し、これにより日本医史学会の矢数医史学賞を受賞した。ガレノスの解剖学書の翻訳『ガレノス 解剖学論集』（共訳、京都大学学術出版会、二〇一一）も刊行した。

その後、医史学研究のテーマを医学教育にも拡げて、『日本医学教育史』（編、東北大学出版会、二〇一二）、『医学教育の歴史――古今と東西』（編、法政大学出版局、二〇一九）を上梓した。近代以前の西洋医学に焦点を当てて原典収集と調査研究を行って、重要な医師や医学書をテーマにかなり多くの論文を発表してきたが、その蓄積をもとに『図説 医学の歴史』（医学書院、二〇一九）、『医学全史』（ちくま新書、二〇二〇）を出版した。また折からの新型コロナ感染症から感染症と医学への社会の関心が高まったのをきっかけに、『世界史は病気が変えてきた』（廣済堂出版、二〇二三）を刊行した。

酒井シヅ先生（順天堂大学医史学研究室名誉教授、日本医史学会元理事長）のお誘いもあって日本医史学会に入会し、いろいろ役職を務めることになった。二〇〇六年から編集委員長（～二〇一七年）、二〇一一年に日本医史学会総会を主催し、副理事長（二〇一一～一七年、二〇二三年～）、理事長（二〇一七～二三年）を務めた。

医史学に多くの時間と労力を割いてきたとはいえ、私の本来の専門領域は解剖学であり、その研究にも力をそそいだ。解剖学の研究の手法と対象は、さまざまに広がった。顕微鏡を用いた研究では、ハーダー腺（眼球の鼻側にある分泌腺）、腎臓、血管と間質などなど、さまざま調べた。とくに腎臓の糸球体はドイツ留学時代からの中心的な研究テーマであり、ハイデルベルク大学のクリッツ（Kriz, Wilhelm）教授と一緒に糸球体におけるメサンギウム細胞の力学的役割を明らかにした研究（Anat Embryol. 1987）は、この頃に腎機能悪化のメカニズムを説明する糸球体過剰濾過説（hyperfiltration theory）が登場したのと相まって、その後の世界の糸球体研究が発展する端緒となった。私自身の腎臓への強い愛が高じて、『腎臓のはなし』（中公新書、二〇一三）を著した。また二〇一五年には、公益財団法人日本腎臓財団の学術賞を受賞した。

肉眼解剖では解剖学教室の教員や大学院生たちと一緒に、末梢神経と骨格筋の研究をよく行った。とくに二〇一九年に医学部を定年退職して新設の保健医療学部の特任教授になってから、理学療法士と診療放射線技師の教育を担当するようになり、骨格筋への関心が強くなってきた。『人体の骨格筋――上肢』（医学書院、二〇二一）はその成果の一端である。

人体解剖に用いる解剖体は、ほぼすべて献体により提供されたものである。献体を啓発する篤志解剖全国連合会の役員に加わって、事務局長（二〇〇二〜〇六年）、会長（二〇〇六〜一〇年）、常任理事（二〇一〇〜二〇年）を務めた。公益社団法人日本篤志献体協会では二〇一七年から常任理事（〜二〇二三年）、現在は理事長（二〇二三年〜）を務めている。献体を広く理解してもらうために『献体』（技術評論社、二〇一一）を著した。

日本解剖学会では二〇〇五年から解剖学用語委員会の委員長を務めており、その間に委員会編で『解剖学用語 改訂一三版』（医学書院、二〇〇七）を刊行した。

解剖学関係の教科書は数多く執筆・編纂した。『カラー図解 人体の正常構造と機能』（共編、日本医事新報社、初版二〇〇八、第四版二〇二一）は統合型基礎医学教科書のベストセラー、『医療職をめざす人の 解剖学はじめの一歩』（日本医事新報社、二〇一三）は東京大学医学部健康総合科学科での講義録、『解剖実習カラーテキスト』（医学書院、二〇一三）は使い勝手のよい解剖実習書、『カラー図解 人体の細胞生物学』（共編、日本医事新報社、二〇一八）は医学生向けの本格的な細胞生物学教科書、『構造と機能がつながる神経解剖生理学』（編著、医学書院、二〇二四）は神経科学につながる中枢神経の基礎医学教科書である。監訳を担当したものは、『プロメテウス解剖学アトラス』（監訳、医学書院、初版二〇〇七〜〇九、第三版二〇一七〜二〇）、『グラント解剖学図譜』（監訳、医学書院、第五版二〇〇七、第八版二〇二二）、『臨床のための解剖学』（監訳、メディカル・サイエンス・インターナショナル、初版二〇〇八、第三版二〇二四）、『ジュンケイラ組織学』（監訳、丸善出版、初版二〇〇四、第六版二〇二四）などがある。

本書が世に出てから三〇年余りが経過して、現在までの歩みを振り返ってみたが、解剖学、細胞生物学、医史学へとあまりにも多岐に広がってきたことに、我ながら戸惑ってしまう。ただそのすべての原点が本書であり、それが講談社学術文庫版『解剖学の歴史』として再び世に出ることは、きわめて感慨深い。

本書に光を当てて再び世に出していただいた梶慎一郎氏に感謝の意を表したい。

二〇二四年一一月一七日

坂井建雄

図版出典一覧

ビュフォンの肖像：『大博物学者ビュフォン』，ジャック・ロジェ著　ベカエール直美訳，工作舎，1992年.

フンボルトの肖像：『探検博物学者フンボルト』，ピエール・ガスカール著　沖田吉穂訳，白水社，1989年.

ラッセルの肖像：*Journal du Conseil* 20, 135-139, 1954.

ジョフロアの肖像：*Wie kam der Apfel auf den Baum?* Robert Kaspar, ©1984 Verlag Carl Ueberreuter.

パリ自然誌博物館：*The Cuvier-Geoffroy Debate: French Biology in the Decades before Darwin*, Toby A. Appel, ©1987 Oxford University Press, Inc.

モンマルトルから出土した……：『新訳ダンネマン大自然科学史８』，安田徳太郎訳・編，三省堂，1979年.

ビーグル号：『ビーグル号航海記』上巻口絵，C・ダーウィン著　島地威雄訳，岩波文庫，1959年.

フックの用いた顕微鏡，マルピーギの描いた植物の構造，レーウェンフックの描いた滴虫類，スワンメルダムの描いたミツバチの腸管：『新訳ダンネマン大自然科学史５』，安田徳太郎訳・編，三省堂，1978年.

シュライデンの描いた植物の細胞，シュヴァンの描いた動物の細胞：『新訳ダンネマン大自然科学史10』，安田徳太郎訳・編，三省堂，1979年.

ライヘルト・ガウプ説の説明図：*Studies on the Structure and Development of Vertebrates*, Ediwin S. Goodrich, The Macmillan London, 1930.

異なる５人の人間の身長の……：『ヒトの成長と老化』，保志宏著，てらぺいあ，1988年.

三木成夫による，個体発生と……：『生命形態学序説』，三木成夫著，うぶすな書院，1992年.

ホロゲニー：*Wie kam der Apfel auf den Baum?* Robert Kasper, ©1984 Verlag Carl Ueberreuter.

Haeckel E: Generelle Morphologie der Organismen. Georg Reimer, Berlin, 1866

Henle J: Handbuch der systematischen Anatomie des Menschen. 1868

Jarvik E: Basic structure and evolution of vertebrates. Academic Press, London, 1980

Kölliker A: Handbuch der Gewebelehre des Menschen. Wilhelm Engelmann, Leipzig, 1852

Kölliker A: Handbuch der Gewebelehre des Menschen. 2nd ed., Wilhelm Engelmann, Leipzig, 1855

Kölliker A: Handbuch der Gewebelehre des Menschen. 5th ed., Wilhelm Engelmann, Leipzig, 1867

Nakai J, Kawasaki Y: Studies on the mechanism determining the course of nerve fibers in tissue culture. I. The reaction of the growth cone to various obstruction. *Z Zellforsch Mikroks Anat* 51: 108-122, 1959

Owen R: On the anatomy of vertebrates. Longmans, London, 1866

Sakai T, Billo R, Kriz W: The structural organization of the kidney of *Typhlonectes compressicaudus* (Amphibia, Gymnophiona). *Anat Embryol* 174: 243-252, 1986

Sakai T, Kriz W: The structural relationship between mesangial cells and basement membrane of the renal glomerulus. *Anat Embryol* 176: 373-386, 1987

Saunders JB de CM, O'Malley CD: The illustrations from the works of Andreas Vesalius of Brussels. Dover Publ, New York, 1950

W・ハーヴェイ，暉峻義等（訳）『動物の心臓ならびに血液の運動に関する解剖学的研究』，岩波文庫，1961

J・W・ハースト，日野原重明・稲垣義明（監訳）『Dr.ハーストの医学教育論』，医学書院，1993

廣川豊康「カール ツァイス——その栄光の歴史」，『ミクロスコピア』，8：250-251，1991から連載

藤田尚男『人体解剖のルネサンス』，平凡社，1989

ピーター・J・ボウラー，鈴木善次ほか（訳）『進化思想の歴史』全2巻，朝日選書，1987

三木成夫『生命形態学序説——根原形象とメタモルフォーゼ』，うぶすな書院，1992

本川達雄『ゾウの時間ネズミの時間——サイズの生物学』，中公新書，1992

柳川弘志『生命の起源を探る』，岩波新書，1989

山田英智「石澤政男先生と「組織学提要」」，『ミクロスコピア』，1：5-8，1984

山元皓二「生物と階層構造」，所収：柴谷篤弘・長野敬・養老孟司（編）『講座　進化①　進化論とは』，121-160頁，東京大学出版会，1991

養老孟司『形を読む——生物の形態をめぐって』，培風館，1986

養老孟司，布施英利『解剖の時間——瞬間と永遠の描画史』，哲学書房，1987

E・S・ラッセル著，坂井建雄（訳）『動物の形態学と進化』，三省堂，1993

A・S・ローマー，T・S・パーソンズ，平光厲司（訳）『脊椎動物のからだ〈その比較解剖学〉』，法政大学出版局，1983

Frerichs FT: Die Bright'sche Nierenkrankheit und deren Behandlung. Friedrich Vieweg, Braunschweig, 1851

Gegenbaur C: Grundzüge der vergleichenden Anatomie. 2nd ed., Wilhelm Engelmann, Leipzig, 1870

Gegenbaur C: Lehrbuch der Anatomie des Menschen. 1892

Goodrich ES: Studies on the structure & development of vertebrates. Macmillan, London, 1930

Gray H: Anatomy, descriptive and surgical. J.W. Parker and Son, London, 1858

参考文献

T・A・アペル，西村顕治（訳）『アカデミー論争――革命前後のパリを揺がせたナチュラリストたち』，時空出版，1990
荒俣宏（監修），ベカエール直美（訳）『ビュフォンの博物誌』，工作舎，1991
池田清彦「構造主義科学論からみた進化論史」，所収：柴谷篤弘・長野敬・養老孟司（編）『講座　進化①　進化論とは』，79-120頁，東京大学出版会，1991
小川鼎三『医学の歴史』，中公新書，1964
ロベルト・カスパー，養老孟司・坂井建雄（訳）『リンゴはなぜ木の上になるか――生物進化の旅』，岩波書店，1987
川喜田愛郎『近代医学の史的基盤』全２巻，岩波書店，1977
木村陽二郎『ナチュラリストの系譜』，中公新書，1983
スティーヴン・Ｊ・グールド，仁木帝都・渡辺政隆（訳）『個体発生と系統発生――進化の観念史と発生学の最前線』，工作舎，1987
スティーヴン・Ｊ・グールド，渡辺政隆（訳）『ワンダフル・ライフ――バージェス頁岩と生物進化の物語』，早川書房，1993
アーサー・ケストラー，田中三彦・吉岡佳子（訳）『ホロン革命』，工作舎，1983
Ｅ・シャルガフ，村上陽一郎（訳）『ヘラクレイトスの火――自然科学者の回想的文明批判』，岩波書店，1990
シュヴェーグラー，谷川徹三・松村一人（訳）『西洋哲学史』全２巻，岩波文庫，1939
Ｃ・シンガー，西村顕治・川名悦郎（訳）『解剖・生理学小史――近代医学のあけぼの』，白揚社，1983
Ｃ・ダーウィン，八杉龍一（訳）『種の起原』全３巻，岩波文庫，1963-1971
Ｆ・ダーウィン，小泉丹（訳）『チャールズ・ダーウィン――自叙伝宗教観及び其追憶』，岩波文庫，1927
ダンネマン，安田徳太郎（訳）『新訳大自然科学史』全12巻＋別巻，三省堂，1977-1980
南木佳士『医学生』，文藝春秋，1993
西成甫『比較解剖学』，岩波全書，1935

KODANSHA

本書は、一九九三年に東京大学出版会から刊行された『からだの自然誌』を文庫化にあたり改題したものです。

坂井建雄（さかい　たつお）

1953年，大阪府生まれ。東京大学医学部卒。東京大学医学部助教授，順天堂大学医学部教授を経て，現在，同大学保健医療学部特任教授。著書に『謎の解剖学者ヴェサリウス』『人体観の歴史』『図説 医学の歴史』『医学全史―西洋から東洋・日本まで』など，訳書・共訳書にE・S・ラッセル『動物の形態学と進化』，ガレノス『解剖学論集』などがある。

講談社学術文庫

定価はカバーに表示してあります。

解剖学《かいぼうがく》の歴史《れきし》

坂《さか》井《い》建《たつ》雄《お》

2025年２月12日　第１刷発行

発行者　篠木和久

発行所　株式会社講談社

東京都文京区音羽 2-12-21 〒112-8001

電話　編集（03）5395-3512

販売（03）5395-5817

業務（03）5395-3615

装　幀　蟹江征治

印　刷　株式会社ＫＰＳプロダクツ

製　本　株式会社国宝社

本文データ制作　講談社デジタル製作

ISBN978-4-06-538621-7

#「講談社学術文庫」の刊行に当たって

これは、学術をポケットに入れることをモットーとして生まれた文庫である。学術は少年の心を養い、成年の心を満たす。その学術がポケットにはいる形で、万人のものになることは、生涯教育をうたう現代の理想である。

こうした考え方は、学術を巨大な城のように見る世間の常識に反するかもしれない。また、一部の人たちからは、学術の権威をおとすものと非難されるかもしれない。しかし、それはいずれも学術の新しい在り方を解しないものといわざるをえない。

学術は、まず魔術への挑戦から始まった。やがて、いわゆる常識をつぎつぎに改めていった。学術の権威は、幾百年、幾千年にわたる、苦しい戦いの成果である。こうしてきずきあげられた城が、一見して近づきがたいものにうつるのは、そのためである。しかし、学術の権威を、その形の上だけで判断してはならない。その生成のあとをかえりみれば、その根は常に人々の生活の中にあった。学術が大きな力たりうるのはそのためであって、生活をはなれた学術は、どこにもない。

開かれた社会といわれる現代にとって、これはまったく自明である。生活と学術との間に、もし距離があるとすれば、何をおいてもこれを埋めねばならない。もしこの距離が形の上の迷信からきているとすれば、その迷信をうち破らねばならぬ。

学術文庫は、内外の迷信を打破し、学術のために新しい天地をひらく意図をもって生まれた。文庫という小さい形と、学術という壮大な城とが、完全に両立するためには、なおいくらかの時を必要とするであろう。しかし、学術をポケットにした社会が、人間の生活にとってより豊かな社会であることは、たしかである。そうした社会の実現のために、文庫の世界に新しいジャンルを加えることができれば幸いである。

一九七六年六月　　野間省一

自然科学

1534
沼田　眞・岩瀬　徹著
図説　日本の植生
植物を群落として捉え、長年の丹念なフィールドワークをもとにまとめた労作。植物と生育環境の関係に視点を据え、群落の分布と遷移の特徴を簡明に説いた入門書で、日本列島の多様な植生を豊富な図版で展開。

電P

1614
梶田　昭著（解説・佐々木　武）
医学の歴史
盛り沢山の挿話と引例。面白く読める医学史。絶えざる病との格闘。人間の叡智を傾けた病気克服のドラマとは？　主要な医学書の他、思想や文学書の文書まで自在に引用し、人類の医学発展の歩みを興味深く語る。

電P

1644
牧野富太郎著
牧野富太郎自叙伝
植物分類学の巨人が自らの来し方をふり返る。幼少時から植物に親しみ、独学で九十五年の生涯の殆どを植物研究に捧げた牧野博士。貧困や権威に屈せず、信念を貫き通した博士が、独特の牧野節で綴る「わが生涯」。

電P

2019
佐貫亦男著
不安定からの発想
ライト兄弟の飛行を可能にしたのは、勇気と主体的な制御思想だった。過度な安定に身を置かず、自らが操縦桿を握り安定を生み出すのだ、と。航空工学の泰斗が現代人に贈る、不安定な時代を生き抜く逆転の発想。

電P

2057
寺田寅彦著（解説・畑村洋太郎）
天災と国防
地震・津波・火炎・大事故・噴火などの災害についての論考やエッセイ十一編を収録。物理学者にして名随筆家は、平時における天災への備えと災害教育の必要性を説く。未曽有の危機を迎えた日本人の必読書。

電P

2082
貝塚爽平著（解説・鈴木毅彦）
東京の自然史
大地震で数メートルも地表面が移動する地殻変動、一〇〇メートル以上あった氷河期と間氷期の海水面の変化。百万年超のスパンで東京の形成過程を読み説く地形学による東京分析の決定版。散歩・災害ＭＡＰにも。

電P

自然科学

2240

中村桂子著

生命誌とは何か

「生命科学」から「生命誌」へ。博物学と進化論、DNA、クローン技術など、人類の「生命への関心」を歴史的にたどり、生きものの多様性と共通性を包む新たな世界観を追求する。ゲノムが語る「生命の歴史」。

電P

2248

アイザック・アシモフ著／太田次郎訳

生物学の歴史

人類は「生命の謎」とどう向き合ってきたか。古代ギリシャ以来、博物学、解剖学、化学、遺伝学、進化論などの間で揺れ動き、二〇世紀にようやく科学として体系を成した生物学の歴史を、SF作家が平易に語る。

2256

広瀬立成著

相対性理論の一世紀

時間と空間の概念を一変させたアインシュタイン。「力の統一」「宇宙のしくみ」など現代物理学の起源となった研究はいかに生まれたか。科学の常識を根底から覆した天才の物理学革命が結実するまでのドラマ。

電P

2265

中谷宇吉郎著（解説・池内　了）

寺田寅彦　わが師の追想

その文明観・自然観が近年再評価される異能の物理学者に間近に接した教え子による名随筆。研究室の様子から漱石の思い出まで、大正～昭和初期の学問の場の闊達な空気と、濃密な師弟関係を細やかに描き出す。

電P

2269

村上陽一郎著

奇跡を考える　科学と宗教

科学はいかに神の代替物になったか？　奇跡の捉え方を古代以来のヨーロッパの知識の歴史にたどり、また宗教と科学それぞれの論理と言葉の違いを明らかにして、人間中心主義を問い直し、奇跡の本質に迫る試み。

2288

尾本恵市著

ヒトはいかにして生まれたか　遺伝と進化の人類学

人類は、いつ類人猿と分かれたのか。ヒトが直立二足歩行を始めた時、DNAのレベルでは何が起こっていたのか。遺伝学の成果を取り込んでやさしく語る、人類誕生の道のり。文理融合の「新しい人類学」を提唱。

電P

《講談社学術文庫　既刊より》

自然科学

2580

西洋占星術史 科学と魔術のあいだ

中山　茂著（解説・鏡リュウジ）

「星占い」の起源には紀元前一〇世紀頃、現在のバグダッド南方に位置するバビロニアで生まれた技法がある。紆余曲折を経ながら占星術がたどってきた長大な道のりを描く、コンパクトにして壮大な歴史絵巻。

電 P

2586

脳とクオリア なぜ脳に心が生まれるのか

茂木健一郎著

ニューロン発火がなぜ「心」になるのか？「私が私であることの不思議」、意識の謎に正面から挑んだ、茂木健一郎の核心！　人工知能の開発が進み人工意識が現実的に議論される時代にこそ面白い一冊！

電 P

2600

形を読む 生物の形態をめぐって

養老孟司著

生物の「形」が含む「意味」とは何か？　解剖学、生理学、哲学、美術……古今の人間の知見を豊富に使って繰り広げられる、スリリングな形態学総論！　形を読むことは、人間の思考パターンを読むことである。

電 P

2605

暦と占い 秘められた数学的思考

永田　久著

古代ローマ、中国の八卦から現代のグレゴリオ暦まで古今東西の暦を読み解き、数の論理で暦と占いのつながりを明らかにする。伝承、神話、宗教に迷信や権力欲も取り込んだ知恵の結晶を概説する、蘊蓄満載の科学書。

電 P

2611

ガリレオの求職活動 ニュートンの家計簿 科学者たちの生活と仕事

佐藤満彦著

「お金がない、でも研究したい！」〝科学者〟という職業が成立する以前、研究者はいかに生計を立てたのか。パトロン探しに権利争い、師弟の確執——天才たちの波瀾万丈な生涯から辿る、異色の科学史！

P

2646

物理学の原理と法則 科学の基礎から「自然の論理」へ

池内　了著

世界の真理は、単純明快。テコの原理から$E=mc^2$、量子力学まで、中学校理科の知識で楽しく読めて、エッセンスが理解できる名手の見事な解説。エピソード満載でおくる「文系のための物理学入門」の決定版！

電 P

《講談社学術文庫　既刊より》